やさしいベイトソン

コミュニケーション理論を学ぼう！

野村直樹 著

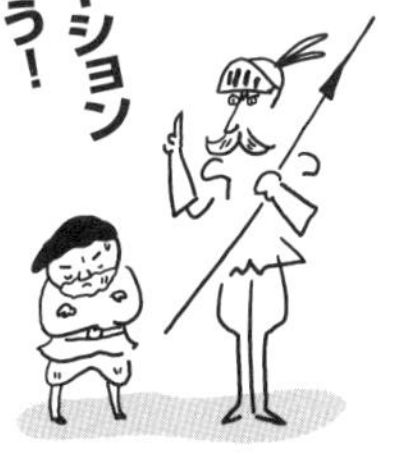

Ψ
金剛出版

やさしいベイトソン――【目次】

やさしいベイトソン

――コミュニケーション理論を学ぼう！

【第1話】――ソフト・バット・ベリー・グッド

カリフォルニアの朝の空気は独特の感触をもつ。ユーカリの木の匂いが混じったような、水温の低い太平洋の香りを含んだような。それらが明るい朝の光とブレンドされて、空気はこの地特有の表情を見せる。

湿気をいくぶん含んだ朝の外気も、昼が近づくにつれ眩しく素直な光線にその主役を奪われる。ぐんぐん気温は上がり、光度は増していく。長い午後。そして夕方、太陽が雲のない西の空にしずかに退場したあとも、空気はしばらく、どことなくぼわーんとした暖かさを残す。

そんなカリフォルニアで、ぼくはうだうだと十四年間を過ごした。一九七三年から一九八七年までである。その間サンフランシスコとその近辺（ベイ・エリア）にはつごう十一年暮らした。

サンフランシスコから南に二〇〇㎞ほど行ったあたりにモントレー（Monterey）という太平洋に面した街がある。ここは良港に恵まれ、いわしの缶詰工場があったことで有名だ。また、ここはジョン・スタインベックの小説の舞台にもなった場所で、彼の生まれたサリナスの町は東に向かってそう遠くはない。

そのモントレーの南、海に面してすぐ隣にカーメル（Carmel）という小さいが実に美しい町があるが、そこはライトブルーの海と白い砂浜がある観光の町だ。俳優クリント・イーストウッドがかつて市長を務めたこともある。

カーメルから太平洋を右手に眺めてさらに南下する。しばらく行くと、カリフォルニア一号線（Pacific Coast Highway）が山と海岸の間を縫うようにつづいている細長い区域に出る。この一帯は「ビッグ・サー」（Big Sur）と呼ばれ、昔から風光明媚で知られる。ここはいつの間にか多くの芸術家や小説家が好んで移り住む土地になった。

澄んだ空気、きらきら光る直球のような光線、眼下に青々と広がる荘厳な太平洋、アメリカ杉やオークなどの高い木々が茂る森林と背後のサンタルシアの山々、そして熱い太陽の光でもさりげなくやり過ごせるオアシスのような木陰。もちろん木陰はビッグ・サーに限ったことではないが。とにかくここにはオレゴン・コーストの上をゆく、アメリカで最も美しい海岸線がある。

この書の主人公、グレゴリー・ベイトソン（Gregory Bateson 1904-1980）もその晩年をこのビッグ・サーで過ごした。家を構えていたわけではない、あるところに身を寄せていたと言ったほうがいい。そこは宿泊施設を備えた一種のカルチャー・センターで、その名をエサレン・インスティテュート（Esalen Institute）といった。かつてのヒューマン・ポテンシャル・ムーヴメントの中で創設された私立の研修機関で、多くの若者たちをひきつけたカウンターカルチャーの一拠点として知られたところである。現在でもアート、東洋思想、代替医療、健康講座など、一年を通してワークショップを催している。

ついでながら「エサレン」とは、かつてこの近辺に暮らしたインディアンから取った名前だそうだ。一九八〇年の冬――とはいえ昼は冬でも半袖でいいくらいだが――ぼくを含む数人の大学院生はこのエサレン・インスティテュートに二泊三日のセミナーに来ていた。グレゴリー・ベイトソンその人が教えるいわゆるベイトソン・セミナーだ。セミナーのタイトルは、ずばり「精神の生態学」（Steps to an Ecology of Mind）であった。

ここで少し時はさかのぼる。グレゴリー・ベイトソンとはじめて会ったのは、右のセミナーからおよそ一年前の一九七九年二月だった。モントレーに近いパシフィック・グローブという町で彼のこれまでの業績を称えて学会が開催された折、ベイトソン本人とはじめて出会った。

この学会は会議場の名を取って、「アシロマ会議」（Asilomar Conference）と呼ばれ、二月の十五日から十八日の四日間の会議には百名の参加者が集まった。

会議初日の夕刻、参加者の歓迎パーティーが催され、そこにダブダブでよれよれの綿シャツを着たグレゴリーが遅れて現れた。全米から自分のため壮々たる学者が集っているというのに、なんとまあそっけない（気取らない）格好なのだろうか。綿シャツはズボンの外に出たままだ。グレゴリーが中でも一番ラフな（と言うと聞こえがいいが日本的に言えばみすぼらしい）服装だった。

そのとき遅れて一緒に着いたのが当時のカリフォルニア州知事ジェリー・ブラウンだった。ブラウン知事はグレゴリーの思想に大いに影響を受けた政治家で、カリフォルニアの環境問題の委員を彼に依頼していた。この晩はロサンゼルスでの核問題の公聴会に出席して遅くなった、とグレゴリーが言い訳していたのを覚えている。

ブラウン知事は黒っぽいスーツにきちんとネクタイをしていたが、二人ならぶと体格の悪くない知事もグレゴリーより随分小さく見える。

壮々たるメンバーと先ほど述べたが、言語学のケネス・バーク[1]、サイバネティクスのハインツ・ヴォン・フォースター[2]、クラウス・クリペンドフ[3]、家族療法のジョン・ウィークランド[4]、ポール・ワッツラウィク[5]、カルロス・スルツキ[6]、コミュニケーション理論のディーン・バーンランド[7]、バーネット・ピアース、バーノン・クローネン[8]などが含まれた。

次の日、誰かの発表の最中だった。運良くグレゴリーのすぐ後ろの席に座れた。彼はその発表を聴きながら、退屈だったのかはわからないが、何やら鉛筆で絵を描き始めていた。その絵を肩越しにちらと見てぼくはなぜかどきっとした。四つの楕円が集まった、このような模様を描いていた（図）。図柄が神秘的なものに感じられたからだ。発表の内容のほうは記憶にないが、グレゴリーの描いた図柄だけは鮮明に記憶に残っている。

次の日の午後、他の参加者とともにハインツ・ヴォン・フォースターの家に招かれ、そこで数人とジャグジーに入った。カリフォルニアの空を眺めながらの、「アメリカ式露天風呂」といったところだ。

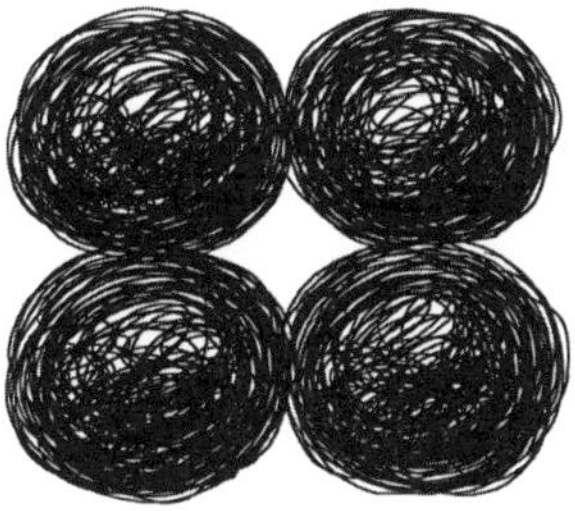

図　ベイトソンの落書——四つの楕円

「風呂」の中でサイバネティクスのクラウス・クリペンドフと親しく話した。ちょうどロス・アシュビーの『サイバネティクス入門』[◇1]にぼくはひきこまれて独学で勉強していた頃だ。そのときグレゴリーのサイバネティクスの理解を専門家としてどう見るか、というような質問をクラウスに投げかけた。

するとクラウスからは「うーん」とかすかに声を上げてから、ドイツ語の訛りのしっかりした口調で「Soft but ***very*** good」という答えが返ってきた。

これは、グレゴリーの説明は数式を使ったカチっとしたものではないが、サイバネティクスについてよく染み渡った深い理解がある、という意味で言われたのだと思う。

多くの参加者がグレゴリーを取り巻いていたのでゆっくり彼と話す機会はなかったし、ぼくがその器でもなかった。出会ったとは言い難いようなグレゴリー・ベイトソンとの遭遇であった。

註

◆1　ケネス・バーク（Kenneth Burke）……米国のレトリック理論家。著書に『動機の文法』（森常治訳、晶文社、一九八二）他。

◆2　ハインツ・ヴォン・フォースター（Heinz von Foerster）……米国のサイバネティシャン。著書に *Observing System*（Intersystems Publications, 1984）がある。

◆3　クラウス・クリペンドフ（クリッペンドルフ）（Klaus Krippendorff）……サイバネティシャン。著書に『メッセージ分析の技法――「内容分析」への招待』（三上俊治、橋元良明、椎野信雄訳、勁草書房、一九八九）がある。

◆4　ジョン・ウィークランド（John Weakland）……ベイトソンのダブルバインド研究班の一人。世界的に有名な家族療法家。*Change*（Norton, 1974）など著書数点。

◆5　ポール・ワッツラウィク（Paul Watzlawick）……米国の家族療法家。*Pragmatics of Human Communication*（Norton, 1967）が有名。

◆6　カルロス・スルツキ（Carlos Sluzki）……アルゼンチン出身の家族療法家。現在米国で教鞭を取る。

◆7　ディーン・バーンランド（Dean C. Barnlund）……コミュニケーション理論家。異文化間コミュニケーションでも有名。主著に *Interpersonal Communication : Survey and Studies*（Houghton Mifflin, 1968）があり，邦訳に『日本人の表現構造』（西山千訳、サイマル出版、一九七三）がある。

◆8　バーネット・ピアースとバーノン・クローネン（Barnett Pearce & Vernon Cronen）……コミュニケーション理論家。Cordinated Management of Meaning（CMM）という理論で知られる。

文献

◇1　Ashby WR : *An Introduction to Cybernetics*. Harper & Row, 1956.

【第2話】――ベイトソン・セミナー

冒頭に出てきたエサレンのワークショップは、このアシロマ会議から約一年後の出来事である。

グレゴリーがその後、肺の手術をしたと聞いていたので気がかりだったが、本格的な彼のワークショップははじめてで、ぼくは緊張と期待でいっぱいであった。

当日の午後ビッグ・サーに着いた。エサレンの建物の前に来て、おーっと一瞬息をのんだ。真っ青な海がガーンと大きく目の前に立ちはだかった。芝生のその先には何もないかのよう、もしかしたらそこは崖かと思わせるくらい、太平洋がドラマチックに迫っていた。

夕食が終わってからが一日目のスタートだ。

グレゴリーが食堂で赤ワインを飲みながらひとり食事をしていたので、ぼくは彼が座っているテーブルに行き、自分が「異文化間のコミュニケーション」の研究をしている話をした。一対一で話をしたのはこのときが最初だった。

以下の文章は一九八四年に『精神と自然』◇1の書評を頼まれた際、それにかこつけて書いたこのワークショップのときのもようである。今読み直すと感傷も含まれているが、当時の雰囲気を残しているため、

出版社の了解を得て本文をそのまま引用する。◆1

一九八〇年の冬のある日、ぼくはカリフォルニア州のビッグ・サー（Big Sur）で二十人ぐらいの人たちとある人物の現れるのを待っていた。太平洋を眼下に見おろすこの地は詩人や芸術家が住みつくところとして、また海岸線の美しさで知られている。夕方七時半をすぎて肌寒く、あたりはすっかり闇につつまれた頃、背の高い大きいひとりの老人が右手にテープレコーダー、左手に本をかかえて前方の小さな階段をゆっくり降りて来た。大柄な体を直立不動にして一段一段少し弱々しいが降りてくる。暗いのでよく顔は見えない。するとと待っていた一人が近くにいって二言、三言、言葉を交わし、その大男と握手した。グレゴリー・ベイトソンだった。ぼくは一年ぶりに彼を見た。

これは三日間にわたるベイトソンのセミナーの最初の日の晩のことである。三十畳ぐらいの広さのじゅうたんの部屋に皆がおもいおもいの場所におもいおもいの格好で座る。グレゴリーは背中にクッションをあて足をこちらに投げ出して座る。それから長い沈黙が続いた。十分程彼は何もいわない。こちらとしてはグレゴリーが何か言葉を発するのを待つだけである。重苦しい沈黙だったと後でいう人もいたが、ぼくはむしろなにか聖なるものを感じていた。そして、「今から三日間……ここにいる皆で……知的探索の旅に出かけよう」というようなことをわれわれに告げた。（intellectual endeavor という彼の言葉が印象に残っている。）持ってきたテープレコーダーのスイッチを入れ、彼はT・S・エリオットの詩集を声を出して読み始める。文学の得意でないぼくには難しかった。その晩は、詩の後は精神分裂とダブル・バインドの世界への〝旅〟

だった。

生物体のもつ対称性、かわうそのコミュニケーション、ニューギニアでの人類学調査、バリ島における写真と映画を使っての研究、サイバネティクス、コミュニケーション理論その他の話題が三日間をとおして出た。グレゴリーが決めたトピックというより皆の興味につれて話が移行してゆく。参加者の職業も多岐にわたっていた。知る限りでも心理学者、発明家、実業家、医師、教師、研究員などがいたし、またイルカのコミュニケーションで世界的に知られるジョン・リリー博士も参加者のひとりだった。誰もがいいたいことをいって聞きたいことを質問するというふうだ。グレゴリーも話の合い間に個人的なこともいう。人類学者、マーガレット・ミードとの出会い、学者として女性としてのミードとの生活等も語った。また彼は「イギリスのようなところだと私はよく他の学者に批判的になってその人らを傷つけることがある。だから私にはアメリカがいいんだよ」とか「今までの人生で二人ばかり〝敵〟と定義できる人間がいた」とかいったりする。

〝人間ベイトソン〟が出てくる。

ぼくも質問する。これはこうこうではないかと限られた英語で説明しようとしたりする。グレゴリーは椅子からのり出すかのようにして〝Yes. That's right.〟〝That's right.〟とよくぼくのいうことに大きくうなずいてくれた。巨人のうなずきだからたのもしく感じる。彼は風邪気味だったのか、話しながら鼻水が垂れてくる。皆はそれに気がつくが、彼は気づかず熱中して話しつづける。一九三七 - 三八年のバリ島での宗教的トランス（一時的神がかり状態）の話をしていた。しばらくしてさすがにグレゴリーも自分の鼻水に気がついた。「トランスという状態はそんなに特殊な状態なのか」と誰かが質問すると「そんなことはない、この鼻水の垂れるのを知らない私の状態だって一種のトランスだよ」とグレゴリーは説明する。

その間も例のテープレコーダーはまわり続ける。これは主催しているエサレン・インスティテュートが「ベイトソン・セミナー」と題してテープを出すためのものだそうだ。休憩の時がきて、コーヒーを飲みにたつ人、散歩に出る人、とさまざまある中で、四〜五人の参加者はグレゴリーの座る椅子のまわりに半円を描いて座り、彼に質問している。この光景は遠くから見て釈迦の教えを聞く弟子たちのようだった。

アメリカでグレゴリー・ベイトソンの書物にふれまたその人にふれ、ぼくは「自分が科学者としての人生をおくって悔いはない」と決心がついた。グレゴリーのような科学者の存在がただ嬉しかった。

『精神と自然』と題するこの本の中で彼はどういうふうにものを考えたら〝進化〟という現象も〝学習〟という現象と同じキャンバスの上で描けるか、どんな思考過程が環境、生態系との関連において破壊的でないか、どういうふうに考えたらものは美しく見えるか等、〝how to think〟ということを一貫してわれわれに教えている。だから彼の説明がカニのはさみに行っても、エンジンの制御装置へ行っても、またニューギニア部族の男女間のインターアクションに行っても、その奥で彼はいつもあてはめることのできる、深い法則について話をしている。そしてその法則を導き出す世界観や認識論の話を同時にしつづける。グレゴリーにはそういういくつかの層をなしたいい方をする癖が会話でも本の中でもあるようだ。

本書では彼は生物学や人類学、サイバネティクスなどからいくつかの概念をもち出してきて説明道具とする。慣れない人はこの多領域からの引用にめんくらってしまうこともあるかもしれない。でも実は、ただ〝素直〟に〝自然〟にものを観るということを教えるのに〝サイエンス〟という枠組みを使って少々まわり

くどく説明しているだけだ。それに関してよい箇所があるので引用してみたい。（一六〇頁）

今私の目の前でネコが眠っている。今しがた私が百語ほど口述していた間に、ネコは姿勢を変えた。それまでは右を下にして顔を向こうに向け、耳は私のいうことなど聞いてない様子。目は閉じ前足はこごめていた。お馴染みの姿勢である。それが私が口述しながら動かぬものか見ていると、目は閉じたまま顔をこちらに向けたのである。そして呼吸もわずかに変化させ、半ば〝聞き耳を立てる〟しぐさもした。眠りながら私の存在を意識している、ひょっとすると自分が話題になっているということさえ気付いているというふうである。ネコの注意が向いたのは、こちらがネコのことなど話し始める前、つまりこのパラグラフの口述の前だった。自分のことを十分書いてもらった今では、頭は垂れ鼻を両前足の間に置き耳もすでに注意を解いた格好である。こんな話に付き合っても仕方ない、と思ったのだろう。

ここはグレゴリーらしい観察の仕方が具体的に無理のない形で示された箇所である。要はこういう観察ができればいいんじゃないか。多々の説明道具としての理論をつきつめていった先は無理論であり、素直さであり、柔軟性が残るだけではないか。ここで引用される説明概念は屋根に登るまでの〝梯子〟であって登ってしまってからは捨ててもよい〝梯子〟なのだと思う。しかしサイエンスという枠の中でその屋根に登るためには、必要な〝梯子〟であることも事実だろう。

異なる道をたどって行きついたのだろうが、志賀直哉の『城の崎にて』[◇2]の中にまた川端康成の『名人』[◇3]の中にもグレゴリーのそれと共通する諦観のスタイルが見られる。
一九八〇年七月に入ってグレゴリーの再入院のことをエサレン・インスティテュートから聞かされた。U・C・サンフランシスコの大学病院にいるとのことだった。ぼくは菊の花をもってひとりでお見舞いに出かけた。病院の受け付けで聞くと部屋はすぐ分った。でも部屋まで行ってみるとグレゴリーはそこにいなかった。ドアに小さい手書きの用紙で人と面会できない旨が書いてある。しかしその広いドアは半分あいていた。六畳ぐらいのひとり部屋のまん中にベッドがあった。数分前まで人のいたような空気の温かさがある。ベッドがそのまま外へ移動できるぐらいの広いドアと、その部屋がナース・ステーションに非常に近いということが、グレゴリーの病気の重さを私に感じさせた。看護婦に尋ねると検査に出かけたとのことで一時間かもっと長くかかるだろうといわれた。面会できないという札のこともあるのでぼくは菊を彼の部屋において帰ることにした。そしてカードにこんなようなことを走り書きして最後に自分の名を書いた。

Aside from a Zen master,
you are one of few individuals in the world
who have taught us how to think.
I hope you get well very soon.
(禅の大老師は別格としても、あなたはぼくたちにいかにものを考えたらよいかを教えてくれたこの世で数少ないひとの一人です。どうか早く良くなってください。)

書きおいて、足早に部屋を去ろうとした時、グレゴリーのベッドの脇の小さなテーブルの上に広げたままになっている一冊の本が目にとまった。〝見たら悪いかな〟という良心が働いたが〝何を一体読んでいるんだろう〟という好奇心が勝った。近づいてみると、この本『精神と自然』だった。あちらこちらに線が引いてある。グレゴリーは自分の本を勉強してその内容を再検討していたとでもいうのだろうか。学者の執念のようなものがぼくの胸を打った。

それから一週間ほどたったある朝、新聞に〝文化人類学者、グレゴリー・ベイトソン逝く〟とあるのを見た。小さいが写真入りで報じている。死の一日二日前、彼はサンフランシスコの禅センターに移った。そしてそこで亡くなったという。グレゴリーと禅センターの結びつきは知らなかった。Zen master という言葉を自分で使ったのを思い出して不思議な因果を感じた。

ぼくはもっともっとグレゴリーと話がしたかった。いろんなことを教わりたかった。今ここに佐藤良明氏の質の高いまた原文の意をよくくみとった翻訳で『精神と自然』がある。ひとつ皆さんもグレゴリー・ベイトソンの先導で「知的探索の旅」に出かけられたらいかがかと思う。

◆ 註

1 野村直樹「書評『精神と自然』」『家族療法研究』(二-二)、一九八五、一一二-一一四頁

◆ 文献

◇1 Bateson G : *Mind and Nature : A Necessary Unity*. John Brockman Associates, 1979.（佐藤良明訳『精神と自然』思索社、一九八二［改訂普及版、新思索社、二〇〇六］）
◇2 志賀直哉『小僧の神様・城の崎にて』新潮文庫、一九六八
◇3 川端康成『名人』新潮文庫、一九六二

【第3話】――二十世紀最大の思想家

「グレゴリー・ベイトソンこそ、デカルト的二元論を越えた科学の全体像を提示できた二十世紀最大の思想家である」。これは科学史家モリス・バーマンの言葉である。

彼はその著『デカルトからベイトソンへ』[◇1]の中で、ベイトソンがどのように出来事（事実）とその意味（価値）を融合した枠組みを、またサイエンスとアートとの境界を取り払う方法論をつくりあげていったかを詳細に述べている。

なるほど科学は、事実の客観的な把握を第一目標に置き、美や神秘の世界、あるいは夢やアニミズムなどからはこれまで一定の距離を取ってきた。その方面には手を出さなかったと言ってもいい。

精神vs身体、意識vs無意識、自己vs他者、人間vs自然などのよく知られた二元論は、ふつうに考えてみても不自然なことだ。大学院などに進んで、はじめて専門の論文に当たったときの何とも言えない「わざとらしさ」を覚えている人は多いだろう。やっているうちに「科学とはこんなものだ」というようなヘンな納得のもと、不自然を感じなくなってしまうだけなのだが。

しかし、不自然なものはやはり不自然なのだ。

今日の地球規模での環境危機あるいは人間生活の歪みの多くも、本来分けてはいけないものを分けて考えてきた思考方法と関連があると言えなくもない。

これらデカルト的思考方法を端的にくくれば、二項対立を前提とし、直線的目的論に突き動かされ、自己をモノ化する傾向をもつ、とでもまとめられようか。この点は、またあとでも触れたい。

モリス・バーマン（一九四四年生まれ）という人は、銀行員からカウンセラーまでさまざまな職種の経験をもつロシア・ユダヤ系の血を引く科学史家である。同時にアメリカのカウンターカルチャー（対抗文化）を代表する知性でもある。

バーマンによれば、ベイトソンがもたらしたのは、非デカルト的方法による科学的思考の足がかりである。それは科学を無視することなく、かつ無意識の知にもとづいている思想体系であると言う。それは、二分法的であるより全体的であり、分析的であると同時に直観的でもある方法論である（『デカルトからベイトソンへ』、二七〇頁）。

神と人間、善と悪、聖と俗など、われわれの思考に関するこれら周知の二分法はデカルト的世界観から流れでた二項対立の世界観だと言われている。

京大の人気セミナー、悪魔学の高橋義人先生◆[1]によると、中世キリスト教がヨーロッパに広まったのは、悪魔の存在が信じられていたためだそうだが、「悪魔」によって「神」の存在がよりはっきりする、というのも確かだろう。

一方、そういう世界観から見て、ほとんど宙返りしているのが、サイバネティクスをそのもととした思考方法である。精神なるものを相互に関係しあうすべてのネットワークの回路に見い出す思考形態で、二つの対立したものもフィードバックのループで結ばれた関係として示される。

それはインターアクティング（相互作用）を一つの重要な基本原理としている。他者の目の中に自己のありかを探る、という意味で。自己も神も悪魔もネットワークの中に内在し、その外側には、つまり「生物＋環境」（それがここで言う自己の意味だが）を離れて他に何もない。「心」を「身」を通して学び、あるいはまたはその逆も言える。

そう考えると、なるほど「神」と「悪魔」は、『カラマーゾフの兄弟』の「大審問官」◆2にあるように、お互いを必要とするのかもしれない。対立したもの同士は実は手を結んでいる。これがサイバネティックな、インターアクティヴな理念をもった思想とでも言えようか。

人が斧で木を切る。もしあなたが「自己」が「斧」という道具でもって「木」という物体に働きかけると考えたら、自己→斧→木と直線的に作用するときの「自己」は、当然、モノ化される。ビリヤード玉がA→B→Cと次々に玉突きで当たるようなものだ。われわれの意識もそれに近い。私こと何の誰兵衛が、斧を振りあげ、それをうまくコントロールして命中させれば、木はきれいに二つに割れ、主体と客体とがはっきりと分かれる。

しかし、この一連の動きは、振り上げ方から降ろし方、その打つ角度に至るまでモニターしながら自己修正する制御回路の中で成立している。一つひとつ異なるかたちの薪に対して、その場その場の知覚から情報を得ながら進んでゆく、環境を含めた自己制御の姿だ。

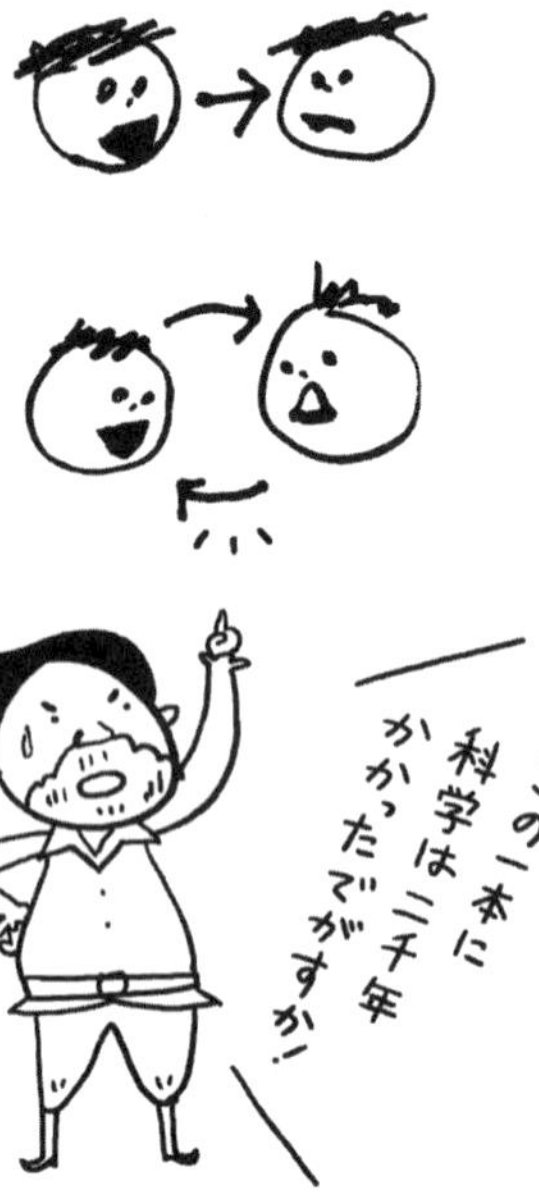

図　“フィードバック”の登場

これはロープに乗った曲芸師を思い浮かべれば、その原理がいっそうあきらかになる。歩行していても会話をしていても、人はこのフィードバックをもととして円環的連鎖の世界に生きている。

ここは簡単にまとめておく。フィードバック（とその連鎖としてのインターアクティング）を前提にした視点はサイバネティクスの登場まで、科学の世界では明確に位置付けられることはなかった。AからBに一方向的に向かって働きかけた矢印（↓）［直線的因果論］は、サイバネティクスの登場とともに、もう一方からの矢印（↑）［円環的因果論］とつながった。科学としてもうひとつの矢印を引くのに、人類はおよそ二千年かかったことになる。

註

◆1　高橋義人《よしと》教授……京都大学人間・環境学研究科。ドイツ文学、哲学、神話・宗教学専攻。

◆2　「大審問官」はドストエフスキーの小説『カラマーゾフの兄弟』（原卓也訳、新潮文庫、一九七八）の中でイワンがアリョーシャに語る物語。十五世紀スペインにキリストが現れて大審問官と対話をするという筋立て。

文献

◇1　M・バーマン（柴田元幸訳）『デカルトからベイトソンへ』国文社、一九八九

【第4話】――ヒトがもし進化を遂げなかったら？

「進化」と言うと大げさに聞こえるかもしれない。

しかし、より適応的な方向に変化してゆくことも進化として捉えれば、われわれの日常はこの作業であふれている。工場でも、学校でも、家庭でも、効率よく動けるよう日々汗を流す。

適応的とは、生存が確保されるという意味であって、危険なものを避けることを知らなければ、個体の生命は脅かされる。このことは鳥類もヒトも同じだ。ただ鳥の知識は本能的に埋め込まれているものが多いかもしれない。

行動様式いかんによって、個体の生存と種の存続は成功したり失敗したりするのだから、何を考え、どう行動様式を変化させるかは、進化の問題であると言える。草がいつまでも野生の馬のためにその土地に生えつづけるのは、その動物の食餌習慣と無縁ではないからだ。

だから動物が進化するといっても、体の形や構造の変化だけの話ではない。人類はその体の変化よりも、まずその地球環境を食いつぶす行動様式を改めなければ、この惑星での己の生息環境をさらに危うくすることになる。

つまりヒトにとって「進化」とは、まさに他人事（動物事？）ではないのだ。その点、ダーウィンの進化論には、思考や行動の進化という、実は生物にとって生存のための決定的な側面が抜け落ちている。それら、つまり生物としての思考様式（メンタルな特性）と行動様式の進化はあいまいなままなのだ。ダーウィン理論の欠点を見通して、メンタルな特性の進化の重要性を進化論の射程に入れてやってきたのがベイトソンである（トールミン（1981））。[◇1]

それゆえ、サルやヒトのあそび、イルカのコミュニケーション、精神病者と家族との相互作用、学習についての学習など、ベイトソンの研究ではどれも将来の生存と進化の予測のもとに行っている生物の合理的な行動として語られる。

アシロマの会議で、グレゴリーは「パラダイムの保守性」[◇2]と題して、人間がいかに「量化」された世界に住んでいるかを語った。お金も、効率も、生活指標も、国家経済も、「量」（quantity）に還元して価値化される。この思考習慣は、さらに延長されて、権威の度合い、時間の概念、はては女性解放の進み具合にまで適応される。

しかし「量」の増減は、実は一段上のレベルの「設定」という枠の内側での出来事なのである。身近な例を挙げると、人が温度設定に関わる空調システムがわかりやすい。温度（量）はある設定内で上下するが、それと設定の変更とは別の話である。

この設定（パラダイム）のことを、グレゴリーはおおまかに「質」（quality）の問題と捉え、またパターン、形式の問題と捉えている。量の問題だけへの耽溺は危険性に満ちている、これがグレゴリーの言いたかったことだと思う。

たとえば、この人はあの人より「権威がある」と言ったらどうだろうか。どのくらいの分量の権威を保持しているかという認識になる。それは、二者間の相互作用パターンの中に、ある種の特性があるだけで、それを権威（パワー）と呼んでいるだけと見たっていいわけだ。

だいたい質、パターン、フォームの重要性を認識する見方から程遠いのが、この「権威」（パワー）だとか「エネルギー」とかという概念装置ではないだろうか。ジョン・レノンの「イマジン」を思い浮かべてみよう。

かんがえてみよう。天国なんてないよ。
そう思ったら、かんたんさ。
地獄だってありゃしない。
ぼくらの上にはただお空。
かんがえてみよう。今日のために人はみな生きていることを。

人工的な概念が無用な世界も確実に存在する。

科学が二千年かけて到達したフィードバック（インターアクティヴ）という概念は、東洋では仏教においてよく言われてきた。

たとえば、「生きていない」とみなされるあらゆる事象の間には、実はこまやかな相互作用がある。これはサイバネティクスの科学的認識論だが、それを「一心一切法、一切法一心」という言葉で言い表すことができる。すべてのものがフィードバックの円環の中で関わりあっている。ここでの「心」はベイトソンの言うところの〝mind〟（精神）に近く、「法」とは〝event〟（出来事）を指している。

粒子の位置と運動量を同時に測定するのは無理だと言った量子力学のハイゼンベルクは、われわれの観察という行動が観察している粒子の動きに影響を与えてしまうと言う。実際、独立した観察者など存在しない。「客観性をそなえた観察者」は二十世紀の幻想にすぎないだろう。

ベイトソンと量子力学の意見が一致するこの点を仏教の言葉に直せば、「自己をはこびて万法を修証するを迷いとす、万法すすみて自己を修証するはさとりなり」◆[1]となる。観察しようとすればするほど、事態は歪むことを示している。なぜなら、それだけ密になった関わりが影響を与え始めるからだ。この「関わり」のかたちこそベイトソンのテーマなのだ。

そんなわけでベイトソンの科学は、バーマンも述べたように二十一世紀の科学を進める手がかりになるだろう、答えそのものではないにしても。ただ、その答えというのが、見つけようとすればするほど見つからない性質をもっているとすると、われわれはいったいどうしたらよいのだろうか。では、それも含めてベイトソンに聞いてみよう。

ここから始まる話は、あるところでは対話的に、あるところでは一人語り的に書かれたりしている。そのばらつきをご容赦いただきたい。まずはサンチョ・パンサとドン・キホーテの会話という形式から。

◆ **註**

1 「自己をはこびて万法を修証するを迷いとす、万法すすみて自己を修証するはさとりなり」（自分を中心にしてものごとを計らうのは迷いである。あらゆるものごとが自分をあきらかにするためにやってくるのが悟りである）は『正法眼蔵現成公案』にある言葉（水野弥穂子校注、岩波文庫、一九九〇）。

文献

◇1 Toulmin S : The charm of the scout. In : *Rigor and Imagination : Essays from the Legacy of Gregory Bateson.* Edited by Wilder-Mott C and Weakland JH. Praeger, 1981, pp.357-368.

◇2 Bateson G : Paradigmatic conservatism. In : *Ibid*, pp.347-355.

【第5話】――主人と従士

かれこれ二時間あまりも森の中をさまよったあげく、二人は新鮮な草が一面をおおった草地へ来て足を止めた。近くには気持ちのよい静かな小川が流れていた。日差しの強い暑い日の午後だった。ドン・キホーテとサンチョ・パンサは馬を降りて、鞍袋から何か食べ物を出して、主従なんの礼儀もへちまもなく、至極のんびりとむつまじく食べ始めた。◇1

「ベイトソンは難しいって？　誰がそんなことを決めたんじゃ？　勝手なことを言うでない。晩年のベイトソンが、なんて言っておられたか知っておるか？　よく口癖のように〝It's that simple〟（そんなにまでシンプルなのだ）と申しておられた」

「ベイトソンちゅうのは、そんな単純な話でがすか？」

「ものごとはそのくらいシンプルなものかもしらんぞ。ベイトソンがやさしくたってどこが悪い？　きっとほんとうのところはシンプルなものかもしらんぞ」

「そんなら、どうして読んでもちっともわからないんでがすか？」

「いつぞやの晩だってそうであった。去ること一九八〇年のことじゃが、合宿セミナーの前にベイトソン、葡萄酒を飲んでおられた。カリフォルニア・ワインじゃな。しかしだ、レクチャーの前だ。それでセミナーを始めるといきなりT・S・エリオットの詩を読み出したが、〝回りまわってもとのところへ立ち返る〟というような意味の詩であったように記憶しておる」

「それが、あの大げさ、いや偉大な『精神の生態学』とどう関係があるんでがすか？　もとへ返るって〝もとの黙阿弥〟くらいの意味ですかい？」

「そうじゃあない。あ、いや、そうかもしらん……。もとの黙阿弥というのは、実に深く哲学的じゃのう。ところで拙者、ちと小便をしてくる」

「旦那、あのー……」と言うサンチョに、「〝ベイトソン婆々談義〟を始めるんじゃ」、振り向きかげんにドンキホーテが答えた。

「〝やさしいベイトソン〟という題字を見て、いきなりパラドクス（逆説）かと思われても困るぞ。言うておくがな、〝ベイトソンが難しい〟というのも一つの意見なのじゃ、つまりストーリーじゃ。話じゃからして、ベイトソンについてちがう話を書いても、それはいっこうに差し支えない。いろいろな話が現れてよいのじゃ、いろいろな角度からな」

「旦那、そしたら〝ベイトソンは難しい〟というストーリーもそこに含まれるんですかい？」

「も、もちろんだ……」と言ってはみたが、ドン・キホーテやや色をなくした。

「たとえばじゃ、わしら時間や空間はどうにもならん絶対なものだと考えているだろ？　じゃが、これも的に矢を射すぎたストーリーかもしらんぞ！　ふだんわれわれは、時間に自分を合わせようと必死なのじゃ。『自分の時間を生きる』なんて、現実離れした詩的表現くらいにしか聞こえない。他人や社会が押しつけた時空に生きることに日々必死で、そこですり減りストレスをため込むのじゃ」

「ですけんども、旦那、わしは世間の人と争うのは嫌えな男でがす。少々嫌な目にあったとて、うまく周りとなんとかやっていきたいでがす。ベイトソンは、そういう処世術ちゅうか、知って何か得になるってことってあるんでがすか？　やはりなんですな、勉強しても得にならんと張りあいがないでがす……」

「このろくでなしめ」とドン・キホーテは言いたいところを、かわりに、「さればじゃ、いま一度、認識論の原点に立ち戻ってみるがよい。ベイトソンにはそのための間違いのない道を示す力があると拙者は確信しておる。この道にこそ、われら騎士道に殉ずる者も、共感しようというものじゃ」

「わしには養なわなければならん女房子どもがあるだからね。武勇の道や高尚な哲学よりも、昇進やボーナスのほうが、わしにはよっぽど性に合っておりますわい」

文献

◇1　セルバンテス（会田由訳）『ドン・キホーテ　前篇Ⅰ』ちくま文庫、一九八七、二二四頁

【第6話】――ベイトソンって、なに？

「まあ、聞けよサンチョ、そもそも、何故にお前がこの遍歴の騎士とともに旅に出かけてきたか、よく思い起こすがよい。どこかの島の領主となって、そこの主におさまるためであったはずじゃ」

「でも、旦那、こんな嫌な目にあうくらいなら、もう領主の馬引きでもわしはいいでがす」（嫌な目とは、サンチョが、逗留した旅籠でいたずら好きの毛梳き職人、針職人らに毛布の中に入れられケット（毛布）上げをくらったこと）

「そんな腰抜けでどうするというのか。領主にならんとすれば、武勇はもとより、何よりその大衆と土地のことを正しく見る目をもたずしては、早晩失脚の憂き目にあうこと必定じゃ。民衆はそんなに甘くはないぞ。そこで必要になるのが、認識論じゃ、ベイトソンじゃ、つまりより正しくものを見る目をお前にも伝授して進ぜようと思うがの」

「ほんとうにそれが領主になる近道っておっしゃるのですかい？」、いぶかしそうな顔をするサンチョ・パンサにドン・キホーテは大きく息を吸い込んでつづけた。

「この話はな、わしがどのようにベイトソンを読んできたか『精神の生態学』[◇1]をもとに話すベイトソン物語じゃ。『精神と自然』、『天使のおそれ』[◇2]、『バリ島人の性格』[◇3]、『コミュニケーション』[◇4]、『ナヴェン』[◇5]など他にもベイトソンの著述はあるんじゃが、話の中心は『精神の生態学』だ。これは一九三五年から一九七一年までの約三十六年の間に書かれたものを集めており、いわば仕事の集大成と言っていい。論文、エッセイ、コメント含めて、三十九編が六領域に分けられ年代順にならぶというものじゃ」

「旦那様、そんな立派な話ならわしだけが聞くのはもったいないちゅうもんだ。通りがかりの羊飼いたちでも呼んできますかい」

「そんな心配は無用。サンチョどんが次にこの話を羊飼いどもに語って聞かせればよい。たしかにこの話は、大学院の『コミュニケーション学序論』くらいになるやもしらん。また社会科学、あるいは現場をあつかう臨床科学をする人たちにも入門書になるやもしれない。ただ、断っておくがの、これは『精神の生態学』の要約ではない。物語じゃ、それにすぎん。ほんとうの教科書は原本であることを忘れてはならん」

「それじゃー、旦那様の話はたんなる作り話ってわけですかい。ほんとうのベイトソンともし違っていたら、聞いても時間の無駄に思えるでがす」

「ここではベイトソンの考えをわしなりに噛み砕いて話そうと思うが、お前の言うとおり、そこに歪曲の危険もあるやもしれん。わしならこう読むという個人の解釈にならざるを得ないことも、拙者進んで認めよう」

「それならせいぜい面白く聞かせてもらいていでがす」

「わしが最初にこの本を手にしたのは三十年前じゃ。騎士道の書物を除いたらこれほど長く親しんだものはない。ところがじゃ、お前の前だから言うがの、実はわしとてまだ勉強中だ。どれだけわかっているのか心もとないところも正直ある。じゃがな、ベイトソンの魅力はその学ぶ内容のスケールの大きさと、ここが大切じゃが、そのとてつもない深度にある。わしは考えた。わしらにとってベイトソンとはいったい何なのか。社会や人間関係を学ぶのに、ベイトソンは何故に外せないのか。二十一世紀のサイエンスがベイトソンから受け継ぐことがあるとすれば、どんなことかとな。生物学、文化人類学、精神医学、コミュニケーション学、生態学、美学など、その渡り歩いた足跡も並みのものではない」

「旦那、わたしどももラ・マンチャの村を出て以来、ずいぶんあちこち歩きましたで、その足跡も並みのものには真似できんでがす」

「よいか、お前が残したのは、せいぜい〝あしあと〟じゃ。抽象のレベルをたがえるでない。ただこの抽象のレベルというやつは、実に大問題でもあるので後にちと詳しく触れるつもりじゃ。とりあえず、次のような話題から始めよう」

文献

◇1　Bateson G : *Steps to an Ecology of Mind*. Ballantine Books, 1972.（佐藤良明訳『精神の生態学』新思索社、二〇〇〇）

◇2　Bateson G & Bateson MC : *Angels Fear : Towards an Epistemology of the Sacred*. Macmillan, 1987.（星川淳、吉福伸逸訳『天使のおそれ』青土社、一九八八）

◇3　Bateson G & Mead M : *Balinese Character : A Photographic Analysis*. The New York Academy of Science, 1942.（外山昇訳『バリ島人の性格』国文社、二〇〇一）

◇4　Ruesch J & Bateson G : *Communication : The Social Matrix of Psychiatry*. Norton, 1968（佐藤悦子、ロバート・ボスバーグ訳『コミュニケーション』思索社、一九八九）

◇5　Bateson G : *Naven : A Survey of the Problems Suggested by a Composite Picture of the Culture of a New Guinea Tribe Drawn from Three Points of View*. Stanford University Press, 1958（1936）.

【第7話】――ベイトソンの世界

「ベイトソンにはかわいーい一人娘がおってのう、名をキャサリンというが。その子がこれまた小さいときから利発な娘で、父親のベイトソンとおっつかっつの問答をしておる。後世に残るような議論じゃ、たとえば」

娘「パパ、本能って、何なのかしら?」
父「本能とはね、一つの説明原理さ」
娘「何を説明するもの?」
父「何もかもだ。説明してもらいたいことなら何でも説明してくれる」
娘「うそでしょう? 重力は説明してくれないわ」
父「それはだね、だれも〝本能〟で重力を説明したくないからだ。その気にさえなれば、立派に説明してしまうよ。月は、距離の二乗に反比例する力で、物体を引きつける本能がある、とかね」
娘「そんなの、ナンセンスじゃない」

父「そうさ、だが本能なんてこと言い出したのはお前だぞ。パパじゃない」
娘「いいわ。でも、じゃあ、パパ、重力は何で説明したらいいの？」
父「重力を説明するものか。それはね、ないんだ。なぜなら重力が一つの説明原理だからだよ」
（佐藤良明訳『精神の生態学』、八六－八七頁）
娘「ふーん」

「旦那、この親子は暇つぶしにこんなことを言いあってるんですかい。朝からこれじゃ、乳搾りはどうなるんですかい？」

「よいか、ベイトソンの話をするのは、お前らを良い乳搾りにさせたいがためではない。目標はもっと他にある」

「その目標とやらを最初に言ってくだせいよ。そしたらわしも気楽に話が聞けるというもんだ」

「今のお前にそれを言ったらきっと早とちりの勘違いをいたすであろう。ここはすこし辛抱が肝心じゃ」

「この物語を始めるにあたって、わしはなんとなく右の会話が気になってな。本能とか重力とか、これらたいそうな『真実』も実は、説明原理、つまりストーリーだと気づかせてくれるからじゃ。わかっていてもこの一大事、人は拙者も含めて、いきおい忘れがちじゃ。『文化』もそうなら『精神分裂症』も説明原理であることをな」

「ていうことは、実際にはそんなものは存在しないっていうことですかい？」

「あると言えばある、しかし、ないと言えばない。サンチョどん、この話はすこし待って欲しい。いずれ……」

「旦那様、わしはそういう言い方は嫌いでがす。話についていけるようしてもらわんと」

「では、手短に述べておくことにするが、馬上からわしの槍が地面に落ちたとしよう。『重力によって落下した』という説明を聞いて、お前はなんと思う？『なるほど科学的だ』とか『そりゃうまい説明だ』と思うか、それとも『それは神のご意志だ』と思うか？　どちらも説明原理じゃ。『幸運の女神』もそうなら『先祖の霊』も同じじゃ。しかし、一方を真実だと思う人が、もう一方こそ真実だと思う人を糾弾することがどうしてできよう」

「信じることが真実になるということでがすか」

「日常生活においてはそのとおり。わしらの修行生活もまたしかりじゃ」

「さて、最近よく人間科学、社会科学の領域で、ベイトソンの名前を耳にする。社会科学の事典には、必ず『ベイトソン』という項が設けてある。その一例を出そう。『家族療法リソースブック――総説と文献105』◇[1]という事典じゃが、その索引を眺めると、引用回数が最も多いのがベイトソンで、次がフロイトである。精神を科学する領域に限って言えば、ベイトソンとフロイトはたしかに二大山脈と考えて良いじゃろう」（しかし実際は、ベイトソンという大山脈が匹敵するのはデカルトという大山脈であって、フロイトの山とは標高において比べ物にならない）

「ベイトソンもフロイトも、ありがたい御札みたいでがすか。中味はわからんでも、なんかこうわかったような気がしてくるような？」

「問題は御札の中味じゃ。祭壇の上に置きっぱなしにしている御仁も多いのじゃ」

「へえ、『ベイトソンはこう言っている』とか『ベイトソンのダブルバインドが〜』とか『ベイトソンのイルカがどうの』とか言われても、わしらのようなもんはつい『ベイトソンって、なに？　それ、だれ？』ということになってしまうでがす」

「もっともじゃ。論文に引用されても、彼の理論を踏まえてというよりも、その場の都合で引きあいに出されたり、いちおうの敬意を表して『精神の生態学』が文献リストに挙がったりするくらいじゃ」

「ほんじゃー、旦那に聞きますけんど、どうしてベイトソンはよー理解しにくいんでがすか？」

「実に良い質問じゃ。立派な学者や科学者には、ふつうその人を有名にする名著や理論があったりするものじゃ。それらが看板の役を果たすわけだ。が、ベイトソンの場合は、一代表的理論または代表的著作をもって置き換えること、はなはだ困難。一つの専門領域にいつづけなかったからじゃが、移っていった先々で有名になったので、特定の分野の研究者にはよく知られる、ということになった」

「ベイトソンは、言うなれば『何でも屋』というわけですかい？」

「意地悪く見れば、そうなるやもしれん。たとえば有名なダブルバインド（二重拘束論）は、臨床科学、社会学などではよく知られるが、文化人類学ではさほど知られていない。かと思うと、『バリ島人の性格』という映像をもとにした民族誌は、文化人類学では画期的な方法論、優れた民族誌として有名じゃ。

しかし臨床の人が『バリ島人の性格』という大部な本を読み通すことはあまりないのじゃ。同様、人類学の人がダブルバインドの詳細に明るいということもあまりない」

「そりゃー当たり前でがす。わしは女房がどうやってパン生地ねったり、チーズを作ったりするかなど、よーは知らないもんだ。専門ちゅうもんは、そういうもんでがす」

「よう申した、サンチョ。そのとおりじゃ。じゃがの、言っておくが、一つが文化人類学に、もう一つが精神医学にと分野をまたがってはいても、ダブルバインドの萌芽はすでに『バリ島人の性格』に見ることができる。バリの母 - 幼児の相互作用を連続写真に収めたものは、ベイトソンが、当時まだ名もないダブルバインドにちゃんと注目していたことを示しておる。初期のニューギニアでの研究も同様、二十年後のサイバネティクスやコミュニケーション理論とまっすぐつながるというものじゃ」

「そんなにあちこち分野を横断されたら、わしらの頭の中は混乱するだけでがす。もっとこうスッキリ話していただきたいもんでがす」

「そう努めよう。ただ推理小説を読むのとちがっての、ただ一つの解決に向かうというわけにはいかん。あらゆるところへ聞き手は引っ張っていかれ、アタマの中はいくぶんゴチャマゼになってしまうかもしれん。しかし先に言ったとおり、その奥の奥はシンプルであることを信じてよい。そんなわけでまず、お前の言う頭の混乱、ゴチャマゼの話から入ることにしよう」

話がなにやらすり替ったようにサンチョには思えなくもないが、ドン・キホーテはかまわずつづけた。

「小学二、三年の頃、娘キャシーが父親と始めた『ゴチャマゼ』についての会話じゃ」

娘「パパ、物はどうしてゴチャマゼになってしまうの？」
父「何だ、『もの』、とは？『ゴチャマゼ』とは？」
娘「みんないつも物を片づけるでしょう。わざとゴチャマゼにしようなんて人、いないじゃない。物がひとりでにゴチャマゼになってしまうのよ。だからまた片づけなくちゃいけなく——」
父「ひとりでに？　いじらなくてもか？」
娘「いじらなければ、そのまんまだけど、でも誰かいじるとするでしょ。そうすると、ゴチャマゼになってしまうじゃない！　とくにほかの人がいじったとき。自分がいじったときもだけど、ほかの人がいじると、もっとひどくなってしまうわ」
父「そう。だからパパはお前に机の上をいじるなと言う。人にいじられると、自分がいじったときより、もっとゴチャマゼになってしまうからだ」
娘「でもほかの人の物を動かすと、必ずゴチャマゼになってしまうのかしら……。ねえ、それ、なぜなの、パパ」
（三七 - 三八頁）

「ええか、ちょっと頭の体操だぞ。『ゴチャマゼ』の反対は『片付いてる』だろ。しかし、部屋やオモチャが片付いているのは、娘にとっては一通りかそこらのほんの少ないバリエーションでしかない。ところが一方、部屋の片付いていない状態は、あらゆる散らかし方があるので、ほとんど無数に存在してしまう。おまけに、ママが娘の部屋を片付けたとしても、必ずしも娘本人にとって『片付いた状態』とは限らない」

「わしんとこじゃ、わしが散らかし女房が片付ける。わかりきったことでがす」

「じゃが、そのように片付いた状態というのはまれだと言いたいんじゃ。後の世で流行る競馬の馬券がそう簡単に当たらないように、片付いた（tidy）という状態も、起こる確率は低い。『ゴチャマゼ』と『片付いている』という二つの反対言葉は、まるでアンバランスだ。つまり、一方が占める範囲があまりにも大きすぎるんじゃ」

「わしには百も千も勝手な散らかし方があっても、女房にはそんなたくさんの片付け方はない、旦那はそう言いたいんですかい？」

「ついでに、お前もたまには片付けろと言いたいところじゃ。が、それはさておく。要は、そんな当たり前の話をする父を前にして、娘はどうして自分の部屋が散らかるのか、その理由が知りたい。父は、ものごとは要するにまとまりのない方向へ次第に動いていくものだ（エントロピーと言ってもいいが）、という理由で押しきりたい。一方、娘はゴチャマゼの科学的理由はなんとなくわかるが、自分の部屋がどうして散らかるのかはわからない」

「わしの鞍袋の中はいつもゴチャマゼでがす。ほんでも困ることなく探し物は見つかるでがす」

「そうじゃ、人によってはそのゴチャマゼが『片付いている』と言える場合がある。そこが肝心。したがってゴチャマゼは事実ではなく、その人にとっての物語じゃ。一見してのゴチャマゼは、その実、片付いていると言える場合もあるからのう」

「どうでも呼べるってことになりゃー、もっと混乱でがす。旦那様はいったい何がおっしゃりたいんですかい？」

「ボケと突っ込みのような雰囲気のこの会話は、このあと話が進むにつれ、話がまとまる方向ではなく、ゴチャマゼの方向へと進むんじゃ。ゴチャマゼをテーマに話している会話だが、なぜか話自体がゴチャマゼになってゆく。こういう経験はお前にもあると思うが、このような会話はなんと呼べばよいか。サンチョどんならなんとする？」

「そりゃー、言ってることがその人に乗り移るんでがすよ。あたりめーの話でがす。これいだも村の衆と酒の話をしてたら、とたんに飲みたくなってきたでがす。酒のほうから飲んでくれーという具合でがす」

「ほう。ベイトソンは右のような会話をメタローグ（metalogue）と名付けた。これは造語じゃろうが、耳慣れない言葉なのですこし説明すると……ただあるテーマを話しあうだけでなく、その話しあいの内容がその話の進み具合に影を落とす会話のことじゃ」

「不吉な言葉を口にするのはよせ、というのもおんなじことでがすか」

「なんというか、だが、『しあわせだ』と三回叫んだら、お前それで幸せになるか。そう単純だと便利だがな。結論に飛びつく前にちと考えよう。ゴチャマゼというテーマについての会話自体がゴチャマゼの様相を帯びる。たとえば、精神病をテーマにした話しあい自体が病理的な性格を帯びていく。〝会話の内容〟というレベルと、それと別の〝会話のありよう〟というもう一つのレベル。そういうふうに行為を異なる抽象のレベルで同時に見る、これはベイトソンの特徴の一つだ。このことを言い表すキーワード、それがメタローグの〝メタ〟という言葉じゃ」

「同時に二つのことを見なければいけないなんて、手間がかかりますだ。わしら信号機のようにはっきりいきたいでがす。要らんことを考える手間が省けていいでがす」

「お前はそうしたいところじゃが、その信号機だが、たとえば黄色が出たら、お前なんとする？　もし、すぐ止まれるような速度の場合は、急がず〝止まる〟こともあろうが、速度を上げている場合は、急いで〝通過する〟ほうが選ばれる。すると車の走り具合が黄信号の意味を決めてゆくじゃろ」

「それは違反した速度で走るのが悪いでがす。わしも子どもを乗せているときなどは、ちゃんと黄色で止まりますだが……」

「そのこっちゃ。もうよいわ。話を戻すと、メタ（meta-）は、英語では『〜の上の』とか『〜を超えた』という意味をもつ接頭語じゃ。たとえばmeta-systemと言ったとすると、あるシステムに影響を与えるその上のシステム。あるいはmeta-logicならば論理学を分析する論理学、つまり超論理学という具合じゃ。ならば会話（dialogue）というものを見たら、その会話に影響を及ぼすその上の会話がメタ会話、つまりメタローグ（metalogue）ということだ」

「でも旦那、そのことがわかるとどういういいことがあるんでがすか。なんだか理屈こねているだけに聞こえますだが」

「いやいや、すこしずつだがの、サンチョ、お前の言うことも焦点が合ってきたぞ」

「えっ、ようわからんでがす」

「この一件、実は次の話とつながっておる。そこでお前にも納得してもらえると思うがの」

「ものごとを二つの抽象のレベルで見ることは、別段新しいことではない。書斎の物を片付ける際、わしらが散らかっているボールペン、鉛筆、消しゴム、定規などを、いっしょの引出しにしまったりするのは、『文房具』という抽象レベルを知っておるからじゃ。それならば日常的なこと。だがベイトソンのユニークなところは、ちがう抽象のレベルをこれまで誰も使わなかった領域ではじめて使ったことじゃ」

「より分けるくれえなら、いつどこでもやってますだ。鋏はいつもここに置いとけ、とよく女房に言われるんでがすが、つい忘れちまってヘンなとこに置いて結局自分で捜したりするで……」

「のうサンチョ、ある人と話してて、次第にこちらがイライラしてくるとしよう。お前がと言うわけではないがの。そんなとき、その人がこういう性格なのでこっちが苛つく、と言ってしまいがちだ。自分がその一部である会話がそういう性格をもつ、と人はふつう考えない。相手や個人が思考の単位になりがちで、学者に至ってもそれに追随して、『パーソナリティ』とか『人格障害』というものを見つけたがるんじゃ。ベイトソンは、個体や個人を分析の単位にしない。メタローグというのは、話者個人がどうのではなく、会話そのものがある種の雰囲気や性格や構造をもつ、ということを意識した視点なんじゃ」

「それのどこが新しいんでがすか。口のたつ奴にうまいこと丸められて調子のいい話になりますがな。わしの弱い性格がどうのって言うんじゃなくても。まあ一杯やるかって」

「ベイトソンは、コミュニケーションを説明するために、メタという考え方を使った。コミュニケーションという言葉はよく使われるが、一言ことわっておく。ベイトソンが『コミュニケーション』と言うとき、少なくとも哺乳類はその話の中に入ってると思ったほうが良いんじゃ。イルカ、オオカミ、カワウソ、ネズミ、ヒトなど。生物の世界からヒトのコミュニケーションも考えてゆく癖をつけることかな、たとえば」

娘「フランス人って、どうしてあんなに手を動かすのかしら」
父「何のことだね」
娘「人とお話してるときよ。とってもハデに手を動かして話してるでしょ？　どうしてあんなふうにするのかな」
父「どうしておまえはニコニコしながらしゃべったり、足を踏みならしながらしゃべったりするんだね」
娘「でも、それは同じじゃないわ。あたしは手を振ってしゃべったりしないもの、フランス人みたいに——。フランス人は、ああやってしゃべるの、やめられないのよね、きっと」
父「どうだろう。まあ、やめるのは難しいかもしれんな。おまえはニコニコするの、やめられるかね？」

（四五 - 四六頁）

『フランス人の手振り』というこのメタローグ、身振りや声の調子といったノンバーバル（非言語）コミュニケーションが話題になる。例がエスパニアに近すぎるというなら、東洋の民族、日本人のお辞儀を思い浮かべても良いぞ。日本人はなぜ話す際あんな頻繁にお辞儀をするのか、というふうにな。ここでは言語的（バーバル）な行為といっしょになった身振り（ノンバーバル）がテーマじゃ。単なるジェスチャーではなく、会話と一体になった身振りのことじゃ」
「旦那様は昔の騎士道物語をされるとき、いつも目がつり上がって厳しいお顔をされるですが、おやさしい顔になったら騎士道にならないでがすか？」
「それは、われながら気づかなかった。話には気分が伴っているからじゃろ。娘がベイトソンにこう聞く」

娘「じゃあ、パパ、フランス人が手を振りたいときの気分て、どんな気分？」
父「こう考えたらどうかな。おまえがフランス人と話をしてるとする。相手の手はあっちこっち動いてるんだが、それが急にパタッと止まったとする。ただ口だけ動かしてしゃべってる――。そのときおまえはどんな気がするだろう」
娘「こわくなるわ、きっと。なにか気にさわること言ったんじゃないかって。怒っちゃったんじゃないかって……」

（四七頁）

「そうすっと旦那、話しながらの身振りが急にストップすると、なにかヘンだとすぐさま感じられるってことでがすか?」

「手を振ることでフランス人は、自分の今の気分や相手をどう思うかというような使信(メッセージ)を送っていたんじゃ」

「フランス人は器用でがすな。エスパニアではそうはゆきますまい。それでも、もし旦那が含み笑いをしながら騎士道物語をされたら、たしかに気持ち悪いでがす」

「うん、手振りが止まったということは、その御仁が感情を害した可能性がある。お相手とのそれまでの間柄が変更されたことを示すと言えよう」

「じゃ、器用なフランス人は、話のあとのほうで怒り出すために、はじめのうちから手を振っておくんでがすか?」

「ばっかもーん。そうではない。手を振るのは、お相手を敵視していないという意味じゃ」

「そういうことなら動物たちもやりそうでがす、しっぽを振る犬なんぞ。それで哺乳類も話に入れるってことでがすか?」

「ま、たとえば日本人はいわゆる哺乳類ではないが、腰の低い態度から急にあごでしゃくるようなのにもし変われば、そこでの間柄が変わったということじゃ」

「旦那はさっき使信(メッセージ)だとおっしゃったが、じゃあ身振りはいったいどのような使信を相手に伝えているんでがすか?」

「いい点じゃ。『きょうは空気が乾燥している』とか『庭のバラがきれいだ』なんて情報は、もちろん伝えない。身振りが伝えるであろう『あなたのこと怒ってないよ、敵視してないよ』というふうな情報は、『空気が乾燥している』や『バラがきれい』などの情報とは、種類のちがう情報なんじゃ。なぜちがう種類か？　それは、いくら怒ってないことを言葉で伝えても、ベイトソンも言うように手を振る行為を代弁することはできないからじゃ。そこで娘も」

娘「面倒くさいのね。『怒っていない』って、口で言ってしまえばいいのに。それじゃいけないのかしら」

父「そうなんだよ。そこなんだ。身ぶりで伝える情報と、それを言葉で言いなおしたものとは同じではない。そこがポイントだ」

娘「……？」

父「つまりさ、『怒っていない』って、いくら言葉で言っても、身ぶりや口調でそういうのとは、けっして同じにならないんだ。言葉だけじゃ足らない」

娘「でも、パパ、言葉には必ず口調があるでしょう？　口調はなくせないでしょう？　なくそうと思ってしゃべっても、聞いてる人には口調をおさえているんだってわかってしまうもの――それだって、やっぱり、口調よね？」

父「そう。パパはそのことを言ったんだ。もっと広く『身ぶり』も含めて。フランス人は、手の振りをストップすることで、言葉だけでは言えないことを伝えてる――ということさ」

（四九・五〇頁）

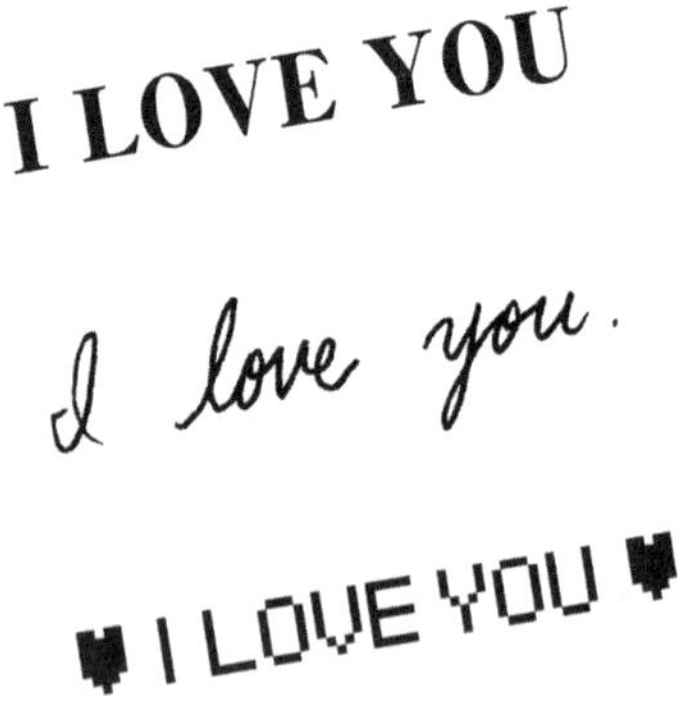
I LOVE YOU
I love you.
I LOVE YOU

図　「ただの言葉」なんてものはない

「よいかの。ヒトがコミュニケーションする際、少なくとも違う二つの種類の情報が行きよるんじゃ。一つは、『空気が乾燥している』とか『バラがきれいだ』という内容の情報。いま一つは、『敵視していないよ』というように相手に対する気持ちを口調や身振りで伝える、つまり姿勢や関係性を示す情報。ベイトソンは、前者を言葉で内容を報告するからレポート（report）と呼び、後者は関係性を訴えるということでコマンド（command）と呼んだ。片方は内容をレポート（報告）し、もう片方は関係性をコマンド（命令）する、というわけじゃ」

「コマンド（command）は、英語で『命令』という意味でがすか。もうちーと、わかりやすー言うてもらえんでがすか？」

「ならば、この例が助けてくれよう。うしろから大声で誰かがお前に『危ない！』と叫んだとしよう。お前は『危ない』という内容に感心して突っ立っておるか？　そんなはずはない。ぶつかるから『よけよ』という命令を聞いてよけるだろう」

「なるほど。そう考えると、このコマンドという命名もわかりやすいでがす……」

「問題はの、この二種類の情報というのは一体であって切り離せない、ということなのじゃ。切り離せないんじゃ！」

「へー！　そんなこと言ったって……。そりゃ大変でがす。ほんなら旦那に聞きますが、今どきの携帯メールは、ちゃんと文字だけでやっとるでがすが……。わしらの手振りも表情も相手に伝わっておらんでがす」

「サンチョ、お前はおめでたい奴じゃ。長生きするわ。それに答えることになるじゃろ、ベイトソン親子の会話に戻ろう」

父「しかし、言葉だけで言うって、どういうことだ？　そんなこと、ありえるんだろうか？」
娘「書いた言葉は？」
父「だめだめ、書いた言葉にもリズムもあれば、響きもある。それは消せないよ。『ただの言葉』なんてものはないんだ。そこが肝心なところさ。言葉はいつも身ぶりと口調に包まれている。しかし、言葉を包んでいない身ぶりというのは――これは、どこにでもあるな」（五〇頁）

「携帯メールの文字も、言葉の選び方や前後の文脈やらで、相手との関係性を表していると言って差し支えない。その関係性を読み間違いすることは、メールの場合は多くなるがの。そのためか、さいごに絵文字をつけてもらうと助かるときもあるのー」

「前んとこでベイトソンは、身振りについてどれだけ言葉を尽くしても完全にその意味を言い表せない、と言いませんでしたか？　でも実は、その『言葉』にも全部身振りやリズムがくっついているんじゃないでがすか。そんなら、言えば言うほど遠くなる、ということになりまっせ」

「少々冴えてきたのー。そのことじゃ、ベイトソンが苦労して言おうとしていることは。それは、『ただの言葉』というものがあるという前提でやってることが、人間には多すぎるという指摘でもある」

父「ともかく、ナンセンスだ。人が言葉でしゃべってる――ただ単語を並べてしゃべってる――なんて考えるのは全然ナンセンスだ。身ぶりと言葉、なんて分けるのが、だいたいナンセンスだ。『ただの言葉』なんてものはないんだから。構文とか、文法とか、そういうのも全部ナンセンス。『ただの言葉』というものがあるという前提の上に、はじめて成り立つ概念だ――」
娘「パパ？」
父「――全部最初っから考え直すんでなければだめだ。言葉ってものを、もっと大きく、身ぶりのシステムとして捉え直すところから始めるんでなければ全然意味がない。だって、動物は、身ぶりと口調しかないわけだ。『コトバ』ができたのは、ずーっとあとのはなしだよ。語学教師ができたのは、そのまたあとだ」
娘「パパ！」
父「なんだね」

娘「言葉使うのやめて、またジェスチャーだけでお話するようになったら、おもしろいでしょうね」
（五〇‐五一頁）

「まいったなー。この親子の話を聞いとると、アタマがこんがらがってくるでがす」
「『コミュニケーション』という見方と、いわゆる『言語』という見方では、こうもかけ離れているということじゃ。したがって、言語学でもってコミュニケーションの世界を語るのは、お粗末な作業というわけだ。通用しないんだ。『ただの言葉』がある、という前提から間違っておるからのー。コミュニケーションという世界は、一筋縄ではいかない。言葉と身振りを一体のものとして考える道具立てがないと、人と人との、また哺乳類のコミュニケーションを語るには不備だということじゃ。フランス人の手振りのように、『言葉だけで言えないこと』をやりとりしている人間たちのことは、言語学の外側か、あるいは、それこそ『メタ言語学』のような、まったく新しい分野が登場しないと」
「旦那、よー考えてみたら、われわれ人間は、実際に言葉も使い、でも言葉だけでは言いきれない世界に生きとるわけでがすから、そんな大事を研究する分野がないことのほうが不思議でがすな」

文献

◇1　日本家族研究、家族療法学会編『家族療法リソースブック――総説と文献105』金剛出版、二〇〇三

【第8話】——その頃のベイトソン（1）

グレゴリー・ベイトソンは一九〇四年英国のケンブリッジで生物学者ウィリアム・ベイトソン（William Bateson）の三男として生まれ、一九八〇年サンフランシスコの禅センター（曹洞宗、Hosshin-ji）で亡くなった。

名門の学者の家系であったが、長男ジョンは第一次世界大戦で戦死し、次男マーチンも若くして自殺した。父親ウィリアムの死後、母親ベアトリスをイギリスに残して、二十三歳の人類学者としてニューブリテン島に赴いた。そのとき彼を指導したのは、ケンブリッジの人類学者A・C・ハッドン（A. C. Haddon）。[◆1]ハッドンはニューギニア沿岸部を自ら調査をし、調査隊も派遣してきた。ベイトソンは最初ニューブリテン島のベイニング族（the Baining）を、つづいてニューギニアのセピック川流域に住むイアトムル族（the Iatmul）を調査した。

このイアトムル族の研究の成果は『ナヴェン』というユニークな民族誌として公刊された。二者あるいは二集団の社会関係に、対称的（symmetrical）と相補的（complementary）という異なる相互作用のあり方を発見し、そのやりとりが熱を帯びエスカレートする様を理論化して、スキズモジェネシス

（skismogenesis）と名付けた。性質ではなく相互作用が、そして静態ではなく動態が研究の対象となったことが画期的だ。

そのセピック川流域で調査中、アメリカの人類学者マーガレット・ミード（Margaret Mead）と出会う。ミードはそのときすでに『サモアの思春期』[◇1]などの著作で知られた新鋭の人類学者だったが、一方のベイトソンは無名に近かった。ミードは夫だった人類学者のレオ・フォーチュン[◆2]と離婚して、ベイトソンと結婚。新婚の夫婦は二人でインドネシアのバリ島で調査を開始する。映像をもとにした新種の民族誌『バリ島人の性格』が共同でできあがる。映像人類学の始まりを告げる記念碑的作品である。

一九四二年、ベイトソンは自身の研究をその後大きく左右するサイバネティクスと出会う。サイバネティクスの学術会議、いわゆるメイシー・カンファレンスがこの年の春開かれ、それ以後一連の会議は一九五五年頃まで約隔年でつづいた。この会議を通して Cybernetics と命名したノーバート・ウィナー[◆3]、ゲーム理論のジョン・フォン・ノイマン[◆4]、神経生理学のウォレン・マカロック[◆5]などの知己を得る。

その間ハーヴァード大学で客員講師の職を得るが更新がかなわず、一九四八年サンフランシスコに移り、そこで一転、医師ジュルゲン・ルーシュ[◆6]と精神科領域でのコミュニケーションの研究を始める。このときの研究は共著『コミュニケーション』と題して出版された。精神科医と人類学者が互いの領域の溝を埋めようとしたこの労作は、コミュニケーション学の重要古典の一つになった。なおマーガレット・ミードとの別居、離婚を経て、研究秘書だったベティ・サムナーと一九五一年に再婚。

やがて一九五三年ロックフェラー財団からの研究資金で、コミュニケーションとパラドクスに関する研究班が、スタンフォード大学の隣町メンロパークの退役軍人病院（the V. A. Hospital）で立ち上げられた。今度はベイトソン自ら陣頭指揮に当たり、人類学を志すジョン・ウィークランドとスタンフォード大学の学生だったジェイ・ヘイリー[7]、それに精神科医のウィリアム・フライ[8]を加えて研究チームが発足した。フライの不在中、もう一人精神科医ドン・ジャクソン[9]が加わり、一九五六年、ダブルバインド（二重拘束）の理論の完成に漕ぎつける。

ここでは、ダブルバインド理論の完成までのベイトソンの足跡を簡潔に追ってみた。ベイトソンの研究がその後辿った道筋はまたあとの第11話で書こう。右のジョン・ウィークランドとジェイ・ヘイリーは、後にヨーロッパ、日本、アジアで大きな影響を及ぼす世界的な家族療法家になっていく。が、当時のベイトソン研究班は、何をなすべきか、またパラドクスがコミュニケーションにどんな意味をもつのかなど、メンバーの間で充分共有されていたかも怪しい、試行錯誤の集団であった。

◆註

◆1　A・C・ハッドン（A. C. Haddon）……ベイトソンを指導したイギリスの文化人類学者。ケンブリッジ学派。

◆2　レオ・F・フォーチュン（Reo F. Fortune）……*The Sorcerers of Dobu*（E. P. Dutton, 1932）で知られる人類学者。ルース・ベネディクトはこの民族誌を使って『文化の型』（米山俊直訳、社会思想社、一九七三）の一章を書いた。

◆3　ノーバート・ウィナー（Norbert Wiener）……サイバネティクスという分野を立ち上げた主要な人物。数学者。

◆4　ジョン・フォン・ノイマン（John von Neumann）……ゲーム理論で有名。著書に *Theory of Games and Economic Behavior*（Princeton University Press, 1944）がある。

◆5　ウォレン・マカロック（Warren McCulloch）……生物学者，サイバネティシャン。

◆6　ジュルゲン・ルーシュ（Jurgen Ruesch）……スイス出身の精神科医。ベイトソンとの共著がある。第6話の文献◇4を参照。

◆7　ジェイ・ヘイリー（Jay Haley）……世界的に知られた米国の家族療法家。戦略的アプローチで知られる。ベイトソンのダブルバインド研究班の一人。

◆8　ウィリアム・フライ（William Fry）……ベイトソンのダブルバインド研究班の一人。精神科医。

◆9　ドン・ジャクソン（Don Jackson）……精神科医。家族ホメオスタシスの概念を提唱したことで知られる。ダブルバインドの論文の共同執筆者の一人。

文献

◇1　Mead M : *Coming of Age in Samoa : A Study of Adolescence and Sex in Primitive Society.* The New American Library, 1949（1928）.（畑中幸子、山本真鳥訳『サモアの思春期』蒼樹書房、一九七六）

【第9話】——あそび、フレーム、パラドクスI

「拙者が昨日、かなたに砂塵がもうもうと上がるのを見て、即座にガラマンタ族の王の軍勢と見抜き、蛮勇をもって突き進み、族に致命的な打撃を与えたのは、お前も見てのとおりじゃ。ただ、それが羊の群れでなくほんものの軍勢であったら、まさに末代まで青史に名を残す偉業であった。しかし、少なくとも、敵に突き進む騎士の勇気のほどはお前にも存分に見てとれたことじゃろ」

「わしには旦那の言う馬のいななきもラッパの音も太鼓も聞こえなかったでがす。羊や山羊のうるさい鳴き声は聞こえたでがすが……。旦那、昨日は本気で相手を軍勢と思われたんですかい？」

これまで読んだ騎士道物語のため、合戦、魔法、荒唐無稽な出来事、恋愛沙汰、はては一騎打ちまで空想に自分を忘れていたことは棚に上げて、ドン・キホーテは、次のように言った。

「今日は羊飼いどもの一撃で肋骨が痛むのじゃ。昨日の件はひとまず脇におき、ベイトソンの話に戻ろうぞ」

「ちゃんと真面目に話してくだせえよ。ヘンなまぼろしに振り回されるのは、もうこりごりでがす」

「そう努めると約束しよう」

このあともドン・キホーテとサンチョの会話はつづいてゆくのでいずれまた戻ろうと思うが、今はひとまず離れて、次のような話に移りたい。

ベイトソンは当時、つまり一九五〇年代の前期だが、あそび（プレイ）やゲームの中に哺乳類のコミュニケーションの秘密が隠されているとにらんでいた。「コミュニケーションとパラドクスの研究班」というのがスタートする前だが、娘のキャシーとこんな会話をしている（キャシーの母親は前に書いたマーガレット・ミードである。この会話は一九五三年に発表されたメタローグ「ゲームすること、マジメであること」の冒頭から）。

娘「これマジメな話なの？　パパとあたしの会話？」
父「もちろん」
娘「パパは問答ごっこ（ゲーム）してるんじゃないのね」
父「おいおい……。しかし、ゲームと言えばゲームだな。二人でプレイしているゲームだ」
娘「だったら、マジメじゃないんじゃない」
（佐藤良明訳『精神の生態学』、五二頁）

ゲームという言葉、日本語ではややわかりにくい。英語でゲームというと、チェスやトランプやテレビゲームだけではない。もうすこし意味が広く、比喩的な響きをもって使われる。ゲームの意味を押さえるのに、エリック・バーン（Erick Berne）の書いた *Games People Play*[◇1] がいい参考になるが、そこでは、楽しいゲームというより、病理的な会話ゲームをとりあげている。このメタローグで言うところのゲームも、将棋やサッカーではない。やはり会話のことである。

誰かが困りごとで助けを求めてくるとする。そこで、「じゃ、こうしたらどう？」と助言すると、「それはいいアイデアだ。でも〜の理由でそうすることはできない」と相手が応える。それならと次に、「わかった、じゃ、こうすればどう？」と新たな提案をする。しかし、「それもいいアイデアだけど、でもそれには〜の問題があって無理だ」と相手は応える。これを延々とつづけると、〝Why Don't You ?... Yes, ...But〟という「ゲーム」になる。助言するほうは、どう出ても報われない結果、凹まされて「犠牲者」になる。ゲームには勝ち負けが付きまとうが、この場合は、会話の上で相手を押さえ込む。

なるほどメタローグのキャシーはそれを感づいてか、警戒しているのかもしれない。表向きそんなゲームをするつもりはないので、父親は娘に「問答ごっこ（ゲーム）しているんじゃないのね」と念を押されると、すぐ否定するものの、いやまてよ、ゲームと言えないこともない、と白状する。「二人でプレイしている」などと哲学的に（苦し紛れに）言うと、「だったら、マジメじゃないんじゃない」と娘に返される。勝ち負けのゲームにするつもりがない会話が、いつのまにか勝ち負けのゲーム性を帯びる。

父「今日の話は、会話のことから始まったんだな。パパとおまえの話がマジメなのか、ゲームなのかって。

自分はマジメなのに、パパがただのゲームとしてプレイしてるんだったらいやだな、と、おまえは思ったわけだ。そこで、こんなふうに言ってみたらどうだろう。マジメに会話している人の思いのあり方と、会話をゲームにしている人の思いのあり方は違っている――どうだ？」

娘「そうなの。あたしが最初聞きたかったのは、パパの『思い方』だったの。だって、それがあたしの思い方と違っていたら、いやだもの」

父「二人ともゲームのときのような思い方をしていたとしたら問題はないわけだね？」

娘「うん」

（五六 - 五七頁）

先のゲーム〝Why Don't You ?...Yes, ...But〟も、片方がそういうゲームをする気持ちでやっていても、もう片方がそれをゲームと気づいていないのが問題だ。両者がゲームと知っていれば「犠牲者」も犠牲者ではなくなる。そうなれば会話というゲームをプレイできる。しかしだ、もし片方が「これはゲームとは思えない」と思わされていたら？　これがエリック・バーンの言うところのゲームの問題点だ。それなら、ルールをもうけたらいい、と言いたくなる。

娘「パパとあたしの会話にも、ルールがあるのかしら？　ゲームとただの遊びの違いは、ゲームにはルールがあるということでしょう？」

父「うん、難しい問題だな。そうだな、パパはあると思う。積み木遊びにもルールがあると思う。積み木自体にルールが組み込まれている。バランスの取れる積み方と、くずれる積み方が、最初から決まってるんだから。本当はくずれてしまうはずのものを、接着剤でくっつけて『できた！』と言ったら、ルール違反だろ？」

娘「あたしたちのはどんなルールなのかしら」

父「同じさ。思考のコマ自体にルールが組み込まれているんだ。どのコマとどのコマが、お互いを支えあうか、どういう順番で乗せていくとうまく思考が組み上がるか。それは最初からだいたいのところ決まっているんだな。間違ったやり方でアイデアをのっけてしまうと、建物全体がくずれてしまうのさ」

娘「接着剤でくっつけるのはだめね」

父「だめだ。あるのはロジックだけ。論理だけだ」

（五七 - 五八頁）

あーあ、いい親子だ。これで話が片付けば、ぼくの子育てもずいぶん楽になるに違いない。先月四歳になったトラのやつ、ロジックだけならこっちの勝ちだ。しかしだ、そうなると、きっと子育ては何にもおもしろくなくなるにちがいない。フリ、真似、言い抜け、そらし、嚇し、ちょっかいに始まり、おびき、先回り、おだて、ぼかし、大げさ、へりくつ、ヘンな結託、などなど。こんな世界だから子育てはおもしろい。ロジックだけなら事は単純だが、でもきっとすぐ嫌になるだろう。子どもだってきっとそうだ。だから――

娘「パパ、言わなかった？　ずっと論理的にばかり話していて、混乱の中に入っていかなければ、新しいことは何も言うことができないんでしょう？　前から誰かが言ってたことしか……。論理しか使っちゃいけないって言わなかった？」

父「さっきは、そう言ったな。接着剤はだめだって」

（五八頁）

論理的な子育て同様、論理的な会話には、混乱がないかわりに、楽しさがない、新しいことを言うこともできない。つまりロジックが必ずしも会話を進める最良の道具だとは限らない。

父「この会話が、そういう種類のゲームになってしまっていいのかね。それで楽しいだろうか。そういうゲームをしたいときは、パパはトランプを選ぶよ」

娘「トランプはいつでもできるわ。今はこっちのゲームのほうがいい。でもこれ、一体どんなゲームなのかしら。どんなルールがあるのかも、ちっともわからない」

父「それでいながら、ちゃんとプレイできている」

娘「そうなの。おまけに楽しいの」

父「パパもさ」

（五九頁）

アタマが混乱しないのが理想なら、そういうゲームはチェスやトランプと同じだ。しかし会話では、どんなゲームをしているかわからない、どんなルールがあるのかもわからない。それでも、そのゲームをプレイできている。会話もそうなら、子育てもそうなら、動物のじゃれあいだって、そうかもしれない（やがてこれは、サイコセラピーもそうだ、ということになっていくが、それはやや先の話）。ところで──

娘「ルールは誰がつくるの？　パパなんでしょ。だったら不公平よ」

父「そういう発言はいかん。ファウル・プレイだ。それこそ不公平だよ。だが、いいだろう。そういうことにしよう。ルールを作るのはパパだ。二人とも頭がおかしくなってしまわないように、パパがルールを作る」

娘「ルールを変えるのは？　それもパパがするの？」

父「またファウル・プレイできたな。そうだよ。いつだって変えっぱなしだ。全部じゃない、一部のルールだけだがね」

娘「ルールを変えるときは、ちゃんと言ってちょうだいね」

父「そういう具合にはいかないのさ。チェスやトランプみたいなゲームだったら、ルールについて説明したり、プレイをやめてルールを変える相談をすることも自由にできる。ゲームから出るのも入るのも思いのままだ。しかし、トランプゲームの外側にはどんなルールがあるんだろう。ルールを決めるときのルールはどうなっているんだろう」

娘「……？」

（五九 - 六〇頁）

ルールはものごとがごちゃごちゃになったり、混乱したときに頼る秩序だ。ルールを変えたいときは、それなりの手続きが必要になる。サッカーの試合と人の会話とでは、新たなルールをつくるときの方法はちがってくる。サッカーなら、試合とは別の場所でルールの変更が話しあわれるだろう。でも会話ではその変更を会話しながら決めていく。会話しながら、会話についての会話ができるから、そのルールは変更可能となる。そんな高次のレベルのコミュニケーションをこなす能力をヒトという哺乳類は備えている。

サッカーのルールを決めるのに、試合を中断せずプレイしながら決めていくと想像してみる。考えただけでも難しそうだ。この難しさから会話の複雑さが垣間見える。つまり「どんなゲームなのか、どんなルールがあるのかもわからない」会話というゲームをヒトは難なくこなしているということか。こういう暗黙のコミュニケーションのルールは、試合規則や判定原則や憲法のようにちゃんと記されてはいないが、存在している。その存在を確かめたいのなら、皮肉な方法しか残されていない。それはたとえば人間関係のルールを破ってみることだ。すぐさま見返りが、何らかのかたちでフィードバックされるから。

暗黙のルールを見つけるのにこの皮肉な方法に頼っている因果な商売がある。それはぼくも含めた文化人類学者の仕事だ。異文化の中の見えないコードを解読する作業、つまりフィールドワークではその見えないルールにつまずくことで、そのルールが「発見」できる。すでにわかっているんだったら、現地調査は必要ない。フィールドワーカーはいつも「一年生」、初心者になるプロのことだ。

さて、話をちょっと戻して。前にメタという言葉について書いたが、これは「〜の上の」とか「〜を越えた」というときに使う接頭語だった。だから会話の内容が会話自体の構造に反映するのをメタローグと呼んだ。同様、ある会話の上に位置する会話なら、「メタ会話」になるし、あるコミュニケーションの上に位置するコミュニケーションならば、「メタコミュニケーション」となる。

こうすることで、コミュニケーションの重層構造が想定でき、メタのレベルが、下位のコミュニケーションを規定する関係ができる。つまり、メタコミュニケーションは、上に位置するばかりでなく、あるコミュニケーション「についての」コミュニケーション（communication about communication）と表現することができる。

ところが、こうなると二重になったその二つのレベルは、いつも友好関係を保つとは限らない。言葉で言っていること（メッセージ）が、態度や状況が非言語で語っていること（メタメッセージ）と、ずれていることだってありうる。それればかりか一八〇度矛盾しあうことだってある。これがパラドクス（逆説）だ。

ベイトソンは、哺乳類に特徴的なプレイ、つまり遊びにはこのメタコミュニケーションとパラドクスが深く関わっていると考えた。一九五四年の論文「遊びと空想の理論」(A theory of play and fantasy)は、キャシーとのゲームについての先の会話が発表された翌年、メキシコで開かれたアメリカ心理学会でジェイ・ヘイリーによって読みあげられた。しかしこの論文は上の指摘だけにとどまらない。パラドクスは必然的に、ぼくらがものを把握する際の心理作用であるフレーミング(枠をはめること)とつながり、そのフレームの問題は精神科患者への治療、すなわちサイコセラピーにとって中心的な課題であるというふうに、ベイトソンはさらに駒を進めていく。「遊びと空想の理論」のスケールはとても壮大だ。

今日ぼくらは「ヒトの進化」とか、「テクノロジーの進化」という言葉を耳にするが、「コミュニケーションの進化」というのはあまり聞かない。しかし、哺乳類、とりわけヒトの複雑なコミュニケーションは、進化してできあがった。進化を見た人は誰もいないけどね。でも進化の段階を想定することで、何が古くからあったコミュニケーションで、何が新たに付け加えられたものかに思いを馳せることができる。このことはヒトのコミュニケーションが、未だ進化の途上にいることも示唆している……。ここがとてもいい。テクノロジーの進化だけでは近い将来ヒトはもうもたない、このコミュニケーションとやらが進化しないことには。それはともかく、ベイトソンが考えるこれまでの進化のステップ、というのは?

生物は他の個体から発せられた声や臭い(知覚される兆候)にたいして、無条件に反応してしまうことがある。ムードサインとは、ある個体から非意図的に発せられた生理現象に相手がメッセージ性を感じ、自動的にそれに反応してしまう、そういうもののことだ。ある種のにおい（ムードサイン）に必ず興奮する生物がいるとする。ところが一歩進んで、これをたんなる標記、つまり臭覚信号と捉えて、今日は「天気が悪いから反応しないでおこう」と決めたり、誘惑を意味すると察知して警戒したり、さらに誘惑だなと危険を知った上で知らないふりをしたら、いったいどうなるだろう？

生物はこのように自動的に反応する段階から一歩抜けでて、次にそれらの徴しをただ標記として認識する世界を獲得する。何かを指示している、あるいは要請してはいるけれど、何もその言いなりになる必要はないと気づく。この世界の獲得によって、ヒトは言語を発達させたばかりか、コミュニケーションを飛躍的に進化させ、ひいては共感したり、アイデンティティをもったり、自分を他者に投影したりと、その他高度なコミュニケーションをこなすようになる。これはメタコミュニケーションの能力にほかならず、この抽象性を操作する能力によって、メタのメタ、メタのメタのメタ、という具合に無限に想定でき人間のコミュニケーションは深度を増す。いや、深みにはまる？

何万年もかけた進化は誰も観察できないが、子どものコミュニケーションの発達の推移を間近に見ることはわれわれにもできよう。ある音を聞かすと必ず笑う、そんな単純に刺激に反応する段階があり、そして人との相互性を認識するようになる。そのときのことをぼくはよく覚えている。子どもが三カ月になろうというとき、夕方泣くので抱っこしてアパートの外に出てあやしていると、突然、何かが通じあった……と感じた。言葉にならない新種の感動だった。ミルクを与えてそれに反応するとか、あやしてやると声を出すとか、それらとはあきらかに質のちがう応え（レスポンス）で、ぼくという人間が視界に入ったとでも言うか、原始的なつながりの発生だった。「トラくんとはじめてこころが通じた日、四月七日は応答記念日」。「サラダ記念日」をもじって短歌ができた。それから、一つ二つとだんだん言葉を覚え、何かを指し示すことができるようになり、やがて言葉を操作できるようになる。

長細くて赤い積み木を、鉄橋に見立ててその上で、オモチャの電車で行ったり来たりさせている、トラくん三歳。

トラ「ママ、見て見て、これ赤い鉄橋だよー。がたん、がたーん。がたん、がたーん」
母「そうね、鉄橋ね、すごいねー」

次の日。同じようにあそぶのを見て。

母「あっ、鉄橋だね、かっこいーい」
トラ「ううーん、ちがうよ。これ積み木だよー？↗（上がり調子に）」

してやったり、という口調で「これ積み木だよー」と母親を「言い負かした」トラくん。あそび、嚇し、演技などはこのようなコミュニケーションの操作から生まれてくる。ムードサインや刺激に反応するノンバーバル（非言語）だけの世界から、指し示すコミュニケーションができるようになる。「これは積み木だ」という指示的なコミュニケーションが確立する。

でもそれを使っているうちに、「積み木」というのは言葉であって、それ自体積み木ではないことに気づく。たんなる標記（信号）なら、「積み木」と発音して橋でも鉄橋でも意味したって、何の不都合があろう。転用は自由。よしっ、「鉄橋」に決ーめた。こうして、「この積み木は鉄橋だよ」ができあがる。それができた上ではじめて、「赤い積み木」と「赤い鉄橋」との間を行き来できるようになる。これを人間関係の中でうまく操作すれば、あそびになり、皮肉になり、比喩になる。文学は？　ちょっと無理か。

今日のところで「鉄橋」と決めたからといって、明日もそうだとは限らない。「積み木」は変幻自在、明日になれば何に変わるかわからない。この変更を会話しながらその中で行えば、この（意味に関する）ルールを変える主導権はボクがもっているぞ、と暗に言っていることになる。つまりメタメッセージになる。さらにもう一段抽象のステップを上げて、「ボクが取った主導権をママ取り返せる？」という問いかけと、「もし主導権の取りあいっこを始めたら、それは『あそび』になるね」というメッセージがちらついている。これは、主導権はボクのもの、というメタメッセージについてのメッセージだからメタ・メタメッセージに当たる。本人がそこまで意識しなくても、それだけの深度をもった世界に子どもでさえ関与している。そして、少なくともこの積み木ゲームのルールは、ロジックだけではない。

あそびにパラドクスが関与していることをベイトソンが見抜いたのは、一九五二年サンフランシスコの動物園においてだった。動物がメタコミュニケーションできるということは、彼らの間を行き交うシグナルがたんなる標記だ、ということをわかっているからだ、とベイトソンは考えた。「積み木」は言葉であって、符牒であって、標記であると。……それは積み木そのものではない。この点を動物が、無意識にせよ、知っていればメタメッセージを読むことができる。ところが、そればかりか、動物園のサルたちのあそびを見ていると、じゃれあいなのだろう、一見闘いのときに見られるようなしぐさを見せたり、闘いを意味するかのようなシグナルを送っていた。よく似てはいるが、闘いのシグナルではない。闘いではない、闘いの仕草に似ているだけだ。これをどう理解したら良いのか。それは「戦争ごっこ」をしていて、一種の真似をしてあそんでいるとも考えられる。そして個体の発達段階によって獲得される「もの真似」の能力として説明できるかもしれない。ベイトソンは、真似の行為よりも、それを通してあそびという相互作用が成立するシークエンスを、メッセージの交換という角度から見る。

じゃれあって噛みつきっこをしている二匹の小猿か子犬を想像してみよう。逃げたり、追っかけたり、取っ組みあいに夢中だ。相手を噛んでも本当に噛んではいない。闘っているのではなく、あきらかに両者で楽しんでいるのがわかる。そのときの「噛みつき」は、闘いや喧嘩をしたときの「噛みつき」とは、似ていても違う、それは似て非なるものだ。だとすると、このやりとりにおける噛む行為は、「噛む」という標記が一般的に示している行為を表してはいない。噛まれても本当に噛まれたときのように、傷を負わない。言いなおすと、今やっているこの行為は、この行為が指し示している（あの噛むという）行為が一般的に指し示すことを指し示してはいない、という具合になる。

この右の言い回しは、すばらしい迷文で表現されているので、一度ベイトソンの原文からも意味を押さえておこう。

These actions, in which we now engage, do not denote what would be denoted by those actions which these actions denote.

(Bateson : *Steps to Ecology of Mind*, p.180, l.11)

以下ゴツゴツした訳文になるだろうが、わざと直訳に近い文にしてみる。すると、「今やっているこれらの行為は、これらの行為が指し示すあれらの行為によって指し示されるところのものを指し示しはしない」となる。より正確に類別するために、these actions と those actions を対比させている。最初の「これらの行為」とは、もちろん目の前のじゃれあいや「噛みつきっこ」を指す。次の「あれらの行為」とは「みなも知っている例の噛むというあの行為」を指していて、ことによったら血が出て傷を負う行為のことだ。そして、「これらの行為」としての「噛む」は、「あれらの行為」としての「噛む」を、言葉として指し示してはいるが、「あれらの噛む行為」が意味すること（たとえば傷を負う）を意味してはいない。

これが論理学的に見てどう問題なのか。何がヘンなのか。ちょっと回り道して、次の例から考えてみる。先日、止まってしまった地下鉄の車内でこんな放送を聞いた。

「ただ今前の駅で線路に進入したお客様を救出いたしました。お客様にはお急ぎのところたいへんご迷惑をおかけしておりますが、この電車はまもなく発車いたします」

これを聞いて、一瞬あれっと思っても、「線路に落ちたお客様」が「お急ぎのお客様」と同じだという理解は誰もしない。そんなことは文脈からあきらかだ。同じ「お客様」という標記でも意味するところがちがうのを、ぼくらはコミュニケーションの中でちゃんと識別する。ところが、この「お客様」をもし「Ｐ」と置き換えたらどうだろう。

「ただ今前の駅で線路に進入したＰを救出いたしました。Ｐにはお急ぎのところたいへんご迷惑をおかけしておりますが、この電車はまもなく発車いたします」

こうなると、ぼくたちの理解はいくぶん怪しくなる。最初のＰと次のＰは同じか、それともちがうのか。ＰがＰと同一ならば、話の筋が合わない。ＰがＰとはちがったものだとすれば、論理の筋が合わない。しかしふだん、論理の筋など尻目に殺して、カンタンに話の筋のほうにぼくらは従ってしまう。それでチャンチャンだ。

しかし、線路に落ちたPは、不特定多数のPの一員（メンバー）なのだろうか。なんて面倒なことを考えると日常生活にやや支障をきたす。線路に落ちたPも乗客として改札を通っているのだから、乗客全体の一員にちがいない。が同時に、車掌のアナウンスは、線路に落ちた乗客に、遅れてご迷惑をかけた、と謝っているわけではない。もし線路に落ちたPが乗客Pの一員でないのなら、PはPではない、となり論理的に矛盾する。もし線路に落ちたPが乗客Pの一員なら、車掌は遅れが出たお詫びを落ちた乗客に伝えていることになり、今度は意味が矛盾する。

抽象の度合いが異なる二つのちがう文脈（コンテクスト）で、同じ標記が同じことを意味しようとすれば、そこに矛盾が生じる。「線路に落ちたP」は特定の個人を指しているが、「多数の乗客のP」は不特定の人々、つまりより抽象的なものを指す。論理学的には、使い分けるほうが正しいだろう。（ちなみにこの車内放送、英語にしたら問題は起こらない。前者の「乗客」を指すときには、〝A passenger got into the rail-truck...〟というふうに不定冠詞aが付くし、後者の不特定の人々には、〝We apologize for the delay〟と対象者を言わずに表現されるだろう。）

そこでベイトソンに戻るが、異なる抽象の度合いといえば、先の文章に出てきたdenote（指し示す）もこれに当たる。「噛みつきっこ」は「噛む」という言葉を指し示している。これが一つの抽象のレベル。

ところが、もう一つはさらに一段上の抽象、すなわちこの「噛む」という言葉が意味するところのもの、を指し示していない、という。したがって、ここで指し示されるものは、すでに言葉そのものではない、「指し示したものが指し示すもの」は、より抽象的なものであるはずだ。「指し示す」を両方の抽象レベルに使うのはたしかにヘンだ。

だとしても、論理学に合わせて矛盾を排除したところで、それが何になろう。ぼくたちは、実際「お客様が転落して」「お客様に謝る」、そういう世界に生息して整合性を保っている。さらにはそういう矛盾を活用して、あそび、ふり、演技、儀礼などを発展させてきた。こういうあそびの進化こそ、ベイトソンに言わせれば、哺乳類のコミュニケーションの進化が深く関わっている。

あそびに関してベイトソン研究班が到達した仮説とは？　それは、「これはあそびだ」というメッセージが必然的にパラドクスを生み出す性質を備えている、というものだ。つまり逆説的なメッセージによって、あそびの言語は構成されているという理論だ。で、そのパラドクスだが――

この枠（フレーム）の中に
書いてあることは、
すべて正しくない。

となる。これを読まされると、はてな?

枠の中のこの文章は、書かれていること自体が「正しくない」と言っているのだから、ウソが書いてあることになる。しかし、ウソが書いてあるとすると、これはもともと文章として「正しくない」と明記しているのだから、その点、「正しいこと」が書いてあることになる。もし、これに「正しいこと」が書かれているとすると、その「正しさ」とはこの文章が明言している「これらは正しくない」という部分を指しているので、袋小路に入り込む。そういうわけで、この理屈は自己矛盾を起こして、グルグル舞いを始める。自家中毒みたいだ。これがパラドクスである。その有名なものが、「あるクレタ人が言いました。クレタ人はみんな嘘つきです」という「嘘つきのパラドクス」あるいは「エピメニデスのパラドクス」と呼ばれるものだ。

するとこの枠の中に、「アイ・ラヴ・ユー」、「ばかやろう」、「約束よ」、他にどんな文章を放り込んでも、結果は似てくる。先の「すべて正しくない」という言明によって、「アイ・ラヴ・ユー」はウソだとしよう。しかし、それがウソならば、先の文章は、ウソが書いてある、という真実を表明していることになり、自分で自分の文章の意味を否定してしまう。よくあることに、「アイ・ラヴ・ユー」は、イエスとノーの間を行ったり来たりする。「愛してる……。なあーんちゃって」(佐藤、二〇〇〇)。[◇2]

このように自分で自分のことを表している自己言及的なメッセージは、それ自体に意味が跳ね返ってくるため、否定の表現をとったとき、パラドクスを起こしやすい。「これはあそびだ」(This is play) ということを伝えるメッセージも、このようなパラドクスに目をつけている、というのがベイトソン研究班の得た仮説だ。「これは攻撃だ」というメッセージと同じ枠（フレーム）の中に「今言っていることはウソだ」というメッセージを入れておけば、あそびの「仕掛け」はできあがる。あとは相手があそび心をホントの攻撃だと勘違いしないことを祈るばかりだ。

闘争心を高める大相撲の「仕切り」は一つのプレイであり儀礼だが、この儀礼中、つまり時間前に「立ちあい」に入ってしまうことがある。あるいは野球で審判の判定をめぐって、しばしばホントの殴りあいが起こる。これは、プレイ、ゲーム、儀礼などのフレームがときには簡単にくずれることを物語っている。この場合もし、「これはあそびだ」（This is play）というメッセージよりも、「これってあそび？」（Is this play?）というメッセージを前提にしていたら、フレームは一気に流動化する。

トラ「見て見て、これ赤い鉄橋だよー」（これは積み木じゃないよ、積み木を鉄橋に見立てたあそびだよ。トラ、あるフレームを提案）

母「そうね、鉄橋ね、すごいねー」（私はあなたのあそびの枠に入っているよ。母、そのあそびを承認）

次の日、

母「あっ、鉄橋だね、かっこいーい」（もう一度そのあそびの中に私を入れてちょうだい。母、同じフレームを提案）

トラ「ううーん、ちがうよ。これ積み木だよー↗」（ダメだよ。今やっている積み木あそびは、（鉄橋に見立てた）積み木あそびが指し示しているところのものを、指し示してはいないよ。さあ、どうする？　トラ、自分でもちだしたフレームを自分で否定）

「積み木」と名付けられたモノを、「鉄橋」に見立てて、抽象度を一つ上げる。そうして「鉄橋あそび」が成立する。だがこのあそびにも飽きてきて、あそびのルールを変えたい。ルール改定会議など開いていられない。この場でルールを変えるには？　「『このあそびは、ママが思っているような昨日のあそびなんかじゃないよ』とボクがそう言ったら、ママなんて言う？」（そう言えばいいか。）

「このあそびって、あそび？」（Is this play play?）って。（これってあそびになる？）

文献

◇1　Berne E : *Games People Play*. Grove Press, 1964.（南博訳『人生ゲーム入門』河出書房新社、一九八五）
◇2　佐藤良明訳『精神の生態学』新思索社、二〇〇〇（遊びと空想の理論の訳註から）、二七八頁

【第10話】――あそび、フレーム、パラドクスⅡ

娘「パパ、輪郭はどうしてあるの？」
父「輪郭？　輪郭って、あるのかね。どんなものに輪郭があるんだ？」
娘「全部よ。絵を描くとき、どんなものでも輪郭を描くでしょう？　それ、なぜなのかなって……」
父「羊の群れはどうだ？　一頭の羊じゃなくて群れ全体。それにも輪郭があるか？『会話』はどうだ？」
娘「もう！　会話の形なんて絵に描けないでしょ？『もの』よ、あたしの言ってるのは」
父「いや、おまえの言ってる意味を確かめようと思ってね。『ものを描くときには、どうして輪郭を描くことになるのか』という意味なのか、それとも、『描く描かないに関係なく、ものには輪郭がある』という意味なのか」
娘「……どっちなのかしら……。わからない。教えて？」
父「うん、パパにもわからん――」

（佐藤良明訳『精神の生態学』、七〇 - 七一頁）

a「たしかに、何か動物や物体をペンで白い紙に描こうとすれば、ふつう輪郭を描く。でも、それはなぜだ？

描かれるモノや生き物が『輪郭』を備えているのか、あるいは、もともと輪郭などないが、描く行為がそれを必要とするのか」

b「何にだって輪郭はあるさ、なければお化けだ」

a「うーん、そうかな？　ちがう、ちがう、それはさ、見る人が創りあげるんだよ。そんなの、もとからあってたまるか」

b「そーかー？」

（aとb、どっちが正しいかって？　そう来ると思った。）

c「『輪郭がそこにある』と言ってしまうのは、ヘンかな？　だって、描く人によってちがった輪郭が結果として現れるから」

d「そうじゃないよ、ふつうは大体同じになるけど、変わり者や病人や子どもなら、それはちがうかもしれない、そういうことさ」

c「じゃ、ゴッホの絵はたんに変わり者の絵か？」

d「うーん、なるほど、たんに変わり者の絵とは言えないな。じゃこうだ、人それぞれで描く輪郭はちがっても、『輪郭』ということは存在する、どうだこれなら？」

c「でもさ、考え方や概念としてみんなが頭の中にもっていたとしても、そのことがモノや動物自体が輪郭を備えていることとすぐにはつながらないね」

d「じゃあさ、モノや動物は、無限に近い輪郭のヴァリエーションを性質としてもっている。内包されているものの中から、その一つ二つを取り出すから結果の輪郭は個人個人変わってくる。ゴッホのも何万もあるヴァリエーションの一つさ、これならどうだ？　環境は、つまりモノも動物も、輪郭を備えていて、それを提供している、つまりアフォーダンス◆1さ、ただしその輪郭は無数にある」

c「なるほどね。しかし『輪郭が無数存在し、そこから一つを取り出す』と言うのと、『輪郭は描く者が創る』と言うことの間にどれだけの隔たりがあるのかねー」

e「『輪郭は描く者によって創られる』と言ってしまうのも、やはりヘンだ」

f「どうしてさ?」

e「人は、言葉やストーリーによって、周囲の人とともに現実を筋書き立てていく、つまり共同制作しているんだろ。本来輪郭なるものが存在しているというわけじゃないぜ。むしろ、描くという作業が輪郭を要請するんだよ」

f「なるほどね、でも、もしそう言い切ったとしたら、墓穴を掘るね。なぜなら、『本来輪郭なるものは存在しない』という考え自体も、人々の間での相互作用を通してできあがったストーリー、つまり社会的に構成されてきたんだから。もし『輪郭が存在する』というストーリーだけを『正しくない』と言って排除すれば、現実が社会的に構成されるというその前提も自ら否定することになるぜ。『輪郭は存在する』という考えも、『正しくないことはない』としないと、自分で自分の前提を葬ってしまうことになるよ」

ベイトソンはそう考えたかどうか、ぼくにはわからないが、キャシーの質問「描く描かないに関係なく、ものには輪郭があるのか?」に応えて、「うん、パパにもわからん」と応えているが、これはもしかすると名答かもしれない。

この会話は、「ゲームすること、マジメであること」と同じ一九五三年に発表されたメタローグ「輪郭(outline)はなぜあるのか」から、その冒頭部分の抜粋だ。これまで、あそびのメッセージがどのようにパラドクスと関係しているか考えてきた。そしてフレーム(枠)という問題にまで辿りついた。言明がその言明自体を否定する自己言及的メッセージの論理性(?)。……だいたいこういう言い回しがぼくは嫌いだ。言い直そう。パラドクスの輪郭、それが起こるメカニズム、つまりその「ヘンさかげん」を突っ付いてみたわけだ。

そこでここでは、フレームの問題をいま一度仕切り直しして、人の心理的な面を考慮に入れて、パラドクスやフレームを考えてみよう。そうすることで、サイコセラピー(精神療法)という行為を考える糸口にしたい。これから論文「あそびと空想の理論」の後半に焦点が当たる。

さてその前に、輪郭の問題とフレームの問題は、同じ平面で考えて差し支えないんだろうか。一方の「輪郭」はアウトライン(outline)で、もう一方の「枠、枠組み」はフレーム(frame)であり、言葉はちがう。たとえば、「物体の形として輪郭」と言う場合と、「絵の額縁としてのフレーム」と言う場合は、たしかにかけ離れてくる。が、「新たに構想された計画」となると、その枠組み（フレーム）と輪郭（アウトライン）は、ぐっと近づく。ただ、ここで一つ。「フレーム」には「囲い」の意味があり、何かを「囲う」ことは、他の何かを締め出す、または除外するという意味をもつ。哺乳類、とりわけヒトのコミュニケーションを考えていくと、二つはどこかで交わるかもしれないが、とりあえずは離して進んでみよう。

「この枠（フレーム）の中に書いてあることは、すべて正しくない」とあった先の例だが、厳密にロジックだけで考えてみれば、ちょっとおかしいことに気づく。「ゴボウは好きでない」を否定してみよう。「ゴボウは好きでないのではない」となるが、そうかと言ってこれで「一〇〇%ゴボウが好き」とはならない。その好きさにはいくらか加減がついてまわる。「正しくない」を否定して、「正しい」へ移動した先のパラドクスの場合とはちがうではないか。その際に、心理的な側面、とくに無意識で展開する思考「一次過程」が関与してくる、とベイトソンは説明する。「一次過程」も「二次過程」も、フロイトの精神分析からきた言葉なので、その起源は新しい。そこでは無意識のプロセスを一次過程、そして意識的な思考プロセスを二次過程とする。二次過程は自我と呼んでもいい。

そこで一次過程では、つまり無意識の思考では、「ゴボウがあまり好きではない」と「まったくゴボウは好きではない」とを区別しない……。すべて白黒をはっきりさせる。「やだねったら、やだね」という「箱根の半次郎」の世界だ。それに対してグラデーション、度合いをつけるというような、こまやかな作業は、意識的な二次過程の仕事だ。この区別だが、外国語の表現例が助けになる。ふだん意識せず使っている日本語を無意識に近いものと想定してみよう。英語の表現でこんなのによく出くわす。〝This is one of the best novels in the world.〟「これは世界で最もすばらしい小説の一つです」。一番いいものなら一つだろ、と言いたくなる。コレ慣れるまで時間がかかる。念の入った屈折した思考がなければこうはならない、と日本人なら感じるだろう。この念の入った思考と弁別は、言語をテコにした二次過程の仕業だ。一方の日本人のストレート感覚を一次過程に、曖昧さを残したこの英語の表現を二次過程になぞらえたらいい。

「やだねったら、やだね」という単純な世界だから、ユーモラスであり、あそび心も生まれる。「半分くらい、嫌だけどね」なんて言った日には、おもしろくもなんともない。明快さに突っ込むわれわれの「一次的」思考が、論理的に矛盾したフレームを心理的に妥当なものにしてくれる。

それなら、あそびは一次過程の現象か。

そう簡単にはいかない。これはふざけているんだ、という了解がなければ、つまり冗談なのか本気なのか、わからなければ、時として社会生活は危うくなる。冗談を本気にとって殺傷事件だって起きる。あるいはまた、この前もトラのやつ、目を覚まして、「食べようと思ったら、オニギリが消えちゃったよー」と言って、泣きながら起きた。「この（夢の中の）オニギリは、このオニギリが指し示す（食べたらおいしい）あのオニギリが指し示しているところのものを指し示していない」ということがわからなくて、しばらく泣いた。大人になっていつまでもこの「オニギリ」にこだわっていたら、精神科を勧められる。あそびかマジか、夢か現実か、これは大切な線引きだ。この区別、もうちょっとくさい言葉で言えば分別、これこそ自我の仕事であり、二次過程の産物だ。

サッカーの試合に夢中になっているとき、あるいはホントに「夢中」、夢の中にいるとき、その中にいて「これはたんなるゲームだ」とか「このオニギリはまぼろしで食べられない」などとは考えない。ゲーム（あそび）というフレーム、現実ではない（夢）というフレームについて、その内側から「これはただのあそびだ」とか「これはただの夢だ」と言及することは難しい。本気でなければ、ゲームにならないし、夢を疑っていては夢は見られないからだ。要するに、一次過程、無意識の世界では、オニギリの像はオニギリそのものと区別がつかない。二次過程、自我の世界では、オニギリの像は、オニギリを指し示しているがオニギリではない。そこで、あそびのフレームというのは、オニギリの像はオニギリそのものと区別がつかず、同時に別物である、となる。

えっ、何かおかしい？　だってトラくんはオニギリの像がオニギリそのものだと思ったから、泣いたんだろ。そんなら、夢は一次過程じゃないか。そう、夢の中味だけは一次過程ということになる。「夢」と意識したら、そこに枠をはめたことになり、二次過程が混入してくる。そこで注目したいのはむしろ、ベイトソンが「あそび」の理論の延長線上に「夢」を捉えたことだろう。

ここまで押さえると、本格的に心理的フレームの問題に切り込んでいけるだろう。まず心理的フレームの特徴を端的に示すと、それは論理の筋を微妙にかいくぐっていく点だ。ある何かが他の何かの前提になったりする場合、この前提のことをフレームとしてベイトソンは考えていく。たとえば、ビジネスにおける取引は信頼関係を前提とする、ということならば、この信頼関係がフレームに当たる。しかし、たとえば、ある人が、ゆとりのある生活がしたい、と想ったと仮定しよう。それには経済的余裕が前提（条件）となる、と考える。経済的余裕を得るため、がんばって働くことが前提になる、と。がんばって働くのは、ゆとりある生活がしたい、という想いが前提となっている。あれあれ、こうなると堂々めぐりだ。「ゆとりある生活がしたい」ので「がんばって働く」ことになる。ゆうゆうと過ごしたいのなら、あくせく仕事することが前提となり、時間を考慮しなければ、パラドクスが生じる。

心理的フレームだからこういうことが起きてしまう。論理学の世界では、そういうことは起こらない。AはBより大きい。BはCより大きい。そのときCはAより大きい？　そんなことはありえない。Aは必ずCよりも大きい。論理的フレームで通用する。この場合、A、B、Cの三者の関係が、推移的（transitive）と呼ばれるのは、一方向に移っていって後戻りしないからだ。ところが、心理的フレームが作動した場合は、堂々めぐりの円環ができて、前提がもとに戻る。ゆうゆう生活したければ、ゆうゆう生活しないこと（あくせく働く）が前提となり、もとに戻り、こちらは非推移的（intransitive）と呼ばれる。

ぶらぶらしている熊さんは、矛盾になることを知ってか知らないでか、横丁の隠居から「外へ仕事にでも行ったら」と言われ、「仕事したらどんないいことがあるかね」と熊さん。「そりゃー、仕事してお金が入れば、ゆうゆう暮らせるぞー」と隠居。すると熊「おら、仕事に行かんでも毎日ゆうゆうだがなー」。心理的に推移していかない。

心理的フレームに従っている例を、金子みすずの詩から一つ。「ミツバチはお花の中に、お花は花壇の中に、花壇は塀の中に、塀は町の中に、町は日本の中に、日本は世界の中に、世界は神様の中に、そうして、そうして神様はミツバチの中に」◇1。心理的フレームでは、抽象度の異なるものが平面にならぶことで、パラドクスや堂々めぐり、あるいはこの場合のような循環を起こすことができる。もし、世界は太陽系の中に、太陽系は宇宙の中に、としたらミツバチに戻っていくことはできない。では本論に戻る。

それでは、心理的フレームとは結局何か、もう少し深く分け入ってみよう。そこでベイトソンは、数学的集合としてのフレーム（囲い）と絵に取り付けるフレーム（額縁）とを対比に使って、心理的フレームの説明を試みる。

まず集合論との対比から。ばらばらに散らばった点々を何かの特徴をもとに線で囲い込むとする。人口十万を一つの点として地図上に示せば、点の集中する地域（人口密集地）を線でくくることができる。何カ所かそういう地域ができ、人口密度の低い地域がその線外に置かれる。これは位相的（トポロジカル）な喩えであり、その線は想像上のものだ。想像上の線とは、東京に人口が密集していたとしてもその上空に線はない、という意味だ。

この喩えをもとに心理的フレームを考えてしまうと、「あそびのメッセージの一つひとつ」が想像上の線で囲い込まれ、その他の「非あそびのメッセージ」とはっきり区別される。しかし区別を指し示してはいるが、それが直ちにメタコミュニケートして「こうすべき」というふうに行為の方向付けに結び付かない。位相として指し示しているだけで心理的作用（メタコミュニケーション）がないから、実際のあそびが始まるとは限らない。したがって、この喩えは不十分だ。

ところが「これは夢だ」や「これはゲームだ」が心理的フレームならば、上のように位相的に指し示しているだけではない。なぜオニギリが目の前から消えたかと言えば、それは夢だったからだ。それなら泣く必要はない、というメタメッセージを理解する。「試合開始！」と言ってボクシングを始めれば、勝つための動きに移る。つまり、囲いの線は想像上のものという以上に、もっとそれが直接働きかけ、人の心理に関与してくる。したがって心理的フレームは、数学的な比喩だけではつかみきれない。

心理的フレームにはさらに、無意識に枠づくられ、名前はないものの、その人の心理や行動に影響するものだってある。精神分析は患者のそうした無意識の内にあるフレームを見つけてそれを言語化していくが、精神分析まで行かなくても、養育経験を通してすり込まれた「男らしさ、女らしさ」あるいは、それらを問題にする、しないなど、性差、性役割についての無意識のフレームがまわりには多くある。

一方、絵のフレーム（額縁）という喩えは、たいへんわかりやすいが、これにも難点がある。まず見えない無意識のフレームを想定しにくい。まして先のミツバチの詩にあったように、意味の循環が起こり、一番大きかったはずの「神様」が一番小さかったはずの「ミツバチ」の中に戻るというように、絵とフレームとの関係が反転することは考えにくい。

　額縁というフレームはむしろ、絵には囲いがあったほうが現実の生活には便利だとする人の心理的要請をかたちとして外に表したもの、つまり外在化したものだ。ここでは外在化された額縁そのものよりも、外在化しようとする心的傾向を扱いたいのだ。


　それでは、心理的フレームがどのように作動するか、これまでの議論を踏まえてまとめてみよう。べイトソンはその特徴を六つ挙げる。心理的フレームの特徴は、まず（a）何かを追い出す、そして（b）何かを囲いこむ。数学的に見れば、これは集合を想像上の線で包み込み、その内側と外側を区別するという一つのことだ。ところが、心理的フレームでは、別々の働きとして、分ける必要がある。

　たとえば、体に悪いと言われる食べ物のリストをつくりそれらを線でくくったとしよう。その場合、線で囲まれた中の食品は、「食べてはいけない」という抑制するメッセージを伝え、線の外側の食品を「食べなさい」という奨励するメッセージを伝える。集合論では、ただ囲いの線が境界を指し示すだけで、一つの機能だが、心理的フレームでは、「抑制」「奨励」の二つの作業をしている。

　三番日の特徴として、心理的フレームは、（c）「前提」としての働きをする。つまり、フレームで囲うことで、その中のものが何なのか理解を助ける作用をする。フレームそれ自体が意味をもち、名前をもち、何かを前置きする。たとえば、遠野の昔話は、必ず「昔あったずもな－」で始まり「どんどはれ」

で終わる。その間で話されることが昔話だ、ということになっている。だから「どんどはれ」と言った後には昔話はない。この「昔あったずもなー」と「どんどはれ」の二つのフレーズはすでに、「昔話」の一部を占めている。フレームそれ自体が、指し示しているものの一部である。これは心理的フレームの特徴だが、集合論における囲い線は、このような働きをしない。ただ境界を示すだけだ。

ところで、この「前提」(premises)という言葉、どんな身近な言葉に落とせるのかひと苦労する。アメリカから来た社会科学では、assumptions(個人の深いところにある価値観)という言い方と同義で使われることも多い。そんな社会科学の決まり文句の言葉だが、日本語で考えるとけっこう難しい。右では、「前置き」と言ったり、「ということになっている」と表現してみたが、ふだんぼくたちは「議論の前提」とかいう言い回しには慣れている。はっきりした名前のつく「あそび」とか「面接」というフレーム(前提)もあるが、一方では無意識のように深いところですでに「設定」されているフレーム(前提)もある。自分で設定を変更すれば意識的だが、「そのように設定されているとは知らなかった」という前提だ。こんなとき、assumptionsという言葉はぴったりくる。

さて、心理的フレームの四番目の働き。心理的フレームは、それらが何かを指し示すばかりでなく、どのようにそれを理解すべきかをも教える。前使った言葉で言えば、「命令」(コマンド)するということになる。良い食品を「奨励」し、悪い食品を「抑制」する前の例にあったように、心理的フレームは、総じて(d)メタコミュニケートする。

そして、この関係の逆もまた成り立つ。つまり、(e)メタコミュニケートしてくるメッセージから、心理的フレームを同定することができる。または、そのメタコミュニケーションが心理的フレームそのものになる。たとえば、文章の中の句読点は、たんなる黒いボチが文意を心理的にくるというメタコミュニケートする働きをもつ。そこに心理的フレームの存在が想定される。また、「男性中心社会」に対する否定的発言を繰りかえす人の話を聞いて、その人が「前提」しているものの輪郭が見えてくる。

最後に心理的フレームは、（f）二重枠（ダブルフレーム）を必要とする。これを説明する前に、もう一度確認しておこう。そもそも心理的フレームとは、額縁のように目に見える存在のことではないが、そこにあると思われる心的志向性のことだ。その心的志向性が、額縁として表現され外に現れる、つまり外在化される。こう捉えてきた。この点をもう一度押さえておこう。そう考えると、絵の額縁が、人の心理を充たす二つ目の枠になっていることに気づく。絵の中に何かの輪郭があれば、まずそれが一くくりし、さらにその外側を額縁が二くくり目の役を果たす。

心理学でよく出てくるある絵。真中にテーブルのようなかたちが白く描かれているが、目を転じて、その外部の黒い背景を見ると、二人の人間が向きあっているように見える。「テーブル」を見るか、「二つの顔」を見るかで、「図」と「地」の関係は逆転する。ゲシュタルトと呼ばれているこれも、黒い地の部分が延々と続くわけではない。どこかに制限が、つまり二つ目の枠がある。このように「図」に対する「地」の領域にも、この場合「人の部分」の外側にはさらに枠が必要となってくる。でないと黒い部分は家の台所にまで侵入してきてしまう。

それから、また数学的集合においても、想像上の線で囲まれたものの外側は無限の宇宙ではない。外枠らしいものが必ずある。ゲシュタルトにせよ、数学的な集合にせよ、二つ目の枠が要請される。そして、その必要性は心理的フレームも同じなのだ、とベイトソンは言う。

さて、それではなぜ二重のフレームは必要になるのか？

その理由はパラドクスを避けるためだ。こんな例で考えてみよう。いろいろやるべきことを挙げた中で、「今日中にやるべきこと」を考えてそれを囲ったとする。明日や明後日に延ばしても差し支えないことが、囲いの外に追いやられる。しかし、囲いの外とは言え、この外側の一員になるには、実は資格が要る。「今日中にやるべきこと、でもないこと」という集合の一員であることだ。つまり、もう一つの囲い、二重の枠が想定されているから、こういう思考が可能になる。

しかし、ここで意地悪く考えて、「今日中にやるべきこと」というお題目というか、スローガン自体はどうなのか。これは、「今日中にやるべきこと」の囲いの中の一員として入るのか？

いや、入らない。これは言葉であって、やるべき行為そのものではない。たとえば「郵便局に行く」とか「銀行に行く」とかいう具体的な行為と同列ではおかしい。では、囲いのすぐ外側ならいいのか。いや、そうもならない。

明日、明後日に延ばしていいことも、具体的な行為群なのだから、この「今日中にやるべきこと」というスローガンを「除外されるメンバーの一員」（二重枠の内側）として扱うのも、やはりおかしい。また、もしそれが許されたら、「今日中にやるべきこと」というもろもろの具体的行為が入った枠の外に、「今日中にやるべきこと」というスローガンが来ても良いことになり、「今日中にやるべきこと」（内側）＝「今日中にやるべきことではない」（外側）、となって矛盾してしまう。つまり抽象度（論理階型《ろんりかいけい》）がちがうものが、ゴチャマゼに入ってきてしまうのを避けるための理由から、二重枠は必要になるんだ。「ややこしやー、ややこしやー」と野村萬斎◆2。

「今日中にやるべきこと」もその外側に位置する「今日中にやるべきこと、でもないこと」も一つひとつの行為の集合であって、そのどちらの領域にも、お題目やスローガンの居場所はない。つまり集合につけられたそんな名前を入れるわけにはいかない。したがって、この二つ目のフレームのまたその外に、抽象度（論理階型）のちがうものを追いやることになるが、その除外の対象の中にふたたび、「今日中にやるべきこと」という集合につけられた名前——これこそ論理階型のちがうもの——も入ってきて、矛盾を引き起こす。二つ目のフレームもパラドクスを誘引する性質をもち、抽象化のパラドクスは無限連鎖する可能性をもつ。

　これを心理的プロセスに移行して考えると、もう少し身近に感じることができる。「今日中にやるべきこと、を考える」というのは、どこに入るのだろうかと。

　今日やるべきことは何なのか、と考えないと、今日やるべきことが定まらない。が、今日やるべきことが何なのか、一生懸命考えていると、日が暮れてしまい、今日やるべきことができない。「今日中にやるべきこと、を考える」をこの図式から離して考えないと混同が起こるのがわかる。ぼくらは日常茶飯事に、こんなふうに悩むことがよくある。つまり、「考える」のほうは、具体的な行為群と論理階型が異なるので、内枠の中にも、外枠の中にも入らない。そのまた外に、二番目の枠の外に、とりあえず追いやらなくてはならない。

でも問題は、このことがあまり救いにならないことだ。「今日中にやるべきこと」の範疇に「今日中にやるべきこと、を考える」を入れてはいけないのだが、「今日中にやるべきこと」を考えないでやることで、それらが本当に「今日中にやるべきこと」なのかどうか、という疑いをつくり出してしまう。「迷ってたまるか！」と心で百回叫んでみても、事態はテコでも動かない。それどころか、注意を向ければ向けるほど、相乗効果でパラドクスの締めつけはきつくなる。笑い事ではない、ぼくだって何度かこの神経衰弱にかかった。神経症だってできあがるぞー。

明治の医師で森田療法の創始者、森田正馬[◇2]はこの悪循環を「精神交互作用」と呼んで、神経質の本態として説明している。ベイトソン流のコミュニケーション言語を使えば、それらは「エスカレーション」として訳すことができ、また「ダブルバインド」とも関わってくるが、これらの問題はあとの話にしよう。

さて、それではこの辺で、再度「あそび」の問題に立ち返ってまとめてみよう。「これって、あそびだよ」、「これマジじゃなく、半分冗談だよ」というメッセージがパラドクスと関係していることは押さえられた。動物、ことに哺乳類の場合、三つのタイプのメッセージが確認できる。これらは前にも出てきたが、まとめれば次のようになる。（一）相手からの刺激に自動的に反応してしまうムードサインと呼ばれるもの、たとえば、威嚇や臭いに対して。（二）あそび、嚇し、ふりなどの中で交換される、ムードサインに真似たもの、たとえば噛む真似など。そして、（三）上の両者のメッセージ（一）と（二）との区別を受信者にわからせるメッセージ。これらの三つはあきらかに質の異なるメッセージと考えて良いだろう。

「これって、あそびだよ」、「これマジじゃなく、半分冗談だよ」というメッセージは、（三）のタイプに相当する。「噛む」が、（一）のムードサインからの（攻撃の）ものじゃないよ、ということを伝える。すなわち、この「あそび」「冗談」のメッセージ（「噛む」）がフレームでくくられ、ムードサインから区別されるが、このフレームは論理階型のちがうものを除外するフレームだからして、パラドクスを誘引する。そのありようは前に書いたとおり、「これらの行為は、これらの行為が指し示しているところのものを、指し示してはいない」と言ったあの図式のことだ。

心理的フレームと「これって、あそびだよ」というメッセージの関係について考えていくと、一般論が導き出せる。それは、（一）（二）（三）もその一例だろうが、少なくとも異なる三タイプのメッセージがいつも同時に——星座のような——群れをなしていることだ。つまり、ある抽象レベル（論理階型）に属すメッセージが一つあり、それとは違う抽象レベルのメッセージがもう一つある。そして、それら二つを区別するタイプのメッセージがある。それぞれが異なる論理階型に属している。人のコミュニケーションにおいてもやはり、メッセージのタイプを間違わないように区別する操作は日常生活に不可欠だ。人が夢や空想を語るときも、神話や昔話を語るときも、「あるとき男の子は帰り道でカッパに会った」ときも、ものが指し示されるかのような語り口で話される。が、そこには、夢と現実を区別する、あるいは昔話と歴史を区別するメッセージが機能している。「昔あったずもなー」という遠野の昔話の始まりのフレーズは、この機能をもっている。フレームを設定することは、コミュニケーションを進めるにあたって、心理的にどうしても要請されてくる。

ところで以前、輪郭とフレームを同列で扱っていいのか、という疑問を置き去りにしてきた。ダブルフレームを通して、これには一応肯定的な答えが用意できる。描かれた動物の輪郭には、それが着地する地の部分がある。動物の輪郭が最初のフレームで、それを囲う二つ目のフレームが額縁ということになるからだ。

しかし、会話に輪郭があるのかということになると、いっぺんにダイナミックな、いや怪しい世界にぼくたちは放り込まれる。会話に明確な輪郭をもちこめば、その会話は推測できる範囲のものになり、何ら新しさを創出しない。しかし、会話の輪郭が見えないまま進むと、ぼくらの心的志向性が、安定した心理的フレームを欲しがる。でも、またそれが確定してしまうと、ふたたび予想できる陳腐なものに堕す危険性がある。そこでまたフレームをぼかすことによって、会話は前に進む。会話は、フレームの破壊と安定の間を行き来しながら、パラドキシカルな関係を保ちながら、それを原動力にして生きのびる。ただ、それには二重枠という前提条件が必要だった。ダイナミックに進む会話が着地している地の部分が、大枠で安定的に囲われているという前提だ。これが揺れると会話の本体が明確な輪郭をもっていても、会話のコンテクストはぼかされ、会話する人間同士の関係が揺れることになる。新たな人間関係へと脱皮し進化していくためには、この揺れも有効利用が可能だ。これも、しかしパラドキシカルな状況に変わりはない。ベイトソンはこのように人間の進化には、抽象化のパラドクスが深く関わっていることを見抜く。

娘「パパ、輪郭はどうしてあるの？」
父「うん、パパにもわからん――」

（七〇‐七一頁）

◆註

◆1　アフォーダンス（affordance）とは米国の心理学者J・J・ギブソンがつくった造語で、環境が生物に提供する（offer）情報のことをいう。たとえば、硬い材質が生物に、その上に乗っても大丈夫だという情報を与える（afford）。詳しくはJ・J・ギブソン『生態学的視覚論』（古崎敬、古埼愛子、辻敬一郎、村瀬旻訳、サイエンス社、一九八五）を参照。

◆2　「ややこしやー、ややこしやー」は野村萬斎の『まちがいの狂言』（高橋康也作、野村萬斎演出）からの一節（原作はシェークスピアの『間違いの喜劇』）。

文献

◇１　金子みすず『わたしと小鳥とすずと』ＪＵＲＡ出版局、一九八四
◇２　森田正馬『神経質の本態と療法』白揚社、一九六〇（初版一九二八）

【第11話】——その頃のベイトソン（2）

アメリカの人類学者と言えばまず名が挙がるマーガレット・ミード。その彼女の夫がグレゴリー・ベイトソンだったことを知らない人は多い。

すでに二人目の夫だったレオ・フォーチュンと夫婦でニューギニアを調査中、セピック河畔でミードがベイトソンと知りあったのは一九三二年のことである。その三年後、マーガレットとグレゴリーは結婚し、二人でニューギニアとバリでフィールドワークを行う。ミードとは対照的に当時のベイトソンはほとんど無名に近かった。

『バリ島人の性格——写真による分析』はグレゴリーとマーガレットの連携プレイのたまものだと言える。映像人類学の幕開けを告げる記念碑的作品であるにもかかわらず、発刊当時はこの『バリ島人の性格』も、彼のその前の著書『ナヴェン』も、アメリカの人類学界ではさほどの評価を受けなかった。

その頃のベイトソンが傾倒していたものが二つある。その一つはミードからある女性精神分析医を紹介され、勧められて始めた自分自身の精神分析だ。もう一つは、特に戦後めざましい発展ぶりを見せた情報理論とサイバネティクスという新領域だった。

精神分析に肩入れしているという風評とともにベイトソンは、ハーバードの客員教授としての更新がかなわなくなる。ハーバードで行先に困っていたベイトソンに、ある人物を紹介したのが、アメリカ人類学の大御所アルフレッド・クローバー[◆1]だった。このインディアン研究の権威は、彼が個人的に知る精神科医ジューゲン・ルーシュをベイトソンに紹介し、ベイトソンはそれが縁でカリフォルニアに移住することになる。ダブルバインド理論をはじめ一連のコミュニケーション研究の発端をつくったのが、このスイス人精神科医であった。

またそのとき、ルーシュが雇った元精神科患者のベティ・サムナーとベイトソンは後に二度目の結婚をする。

話を前に戻す。グレゴリー・ベイトソンとマーガレット・ミードの一人娘のメアリー・キャサリン・ベイトソンも人類学者としてよく知られている。彼女には、父ベイトソン、母ミードを語った『娘の眼から』[◇1]というメモワールがある。『精神の生態学』のはじめに出てくる父と娘の会話のモデルはこのキャサリン（キャシー）である。

キャシーによれば、父と母は、研究においても実生活の面においてもあらゆる点で対照的だったそうだ。「母（マーガレット）は一五〇センチそこそこの小柄な身体で、動きもきびきびとして無駄がない。必要なものは、全部近くに集め、肩は動かさずに肘から先だけを動かしてテキパキ用をすませるというふうだった。ところがグレゴリーのほうは、一九五センチを越える背丈で、若い頃はなんとか背を低く見せようとして猫背になってしまったという。大きな手も足も、持て余し気味だった」

一度行動の方針が定まったら途中で寄り道することはなかったマーガレットに対し、グレゴリーの一日は先延ばしの連続だった。目配りがきき、計画性にたけたマーガレットはグレゴリーの就職その他にも力を貸したが、次第にグレゴリーはそれをうっとうしい支配のように感じていったと言う。

第二次世界大戦が終わってほどなく二人は別居し、一九四九年グレゴリーは、前に述べた精神医学に関する共同研究のためカリフォルニアに移ることになる。


「私は飛行機でカリフォルニアに飛び、下宿住まいの父によく会いに行った……父の生活の混乱ぶりにはすっかり驚かされていた。返事を出していない手紙の山、なんでもこれ一つで料理してしまうフライパン……私たちはなにかのペアを組んでいる男女みたいに、二人だけでいることがほとんどだった」

「一日か二日経つと、私たちは計画を立て、封筒の裏に必要な買物をリストアップし、父のおんぼろのマーキュリー・コンバーティブルのトランクに荷物を詰めて、シェラネバダ山脈に出発する。キャンプの装備などほとんどなく、雨に備えて小さいテントが一つ、白ガソリンのコンロが一つ、地面に防水シートを敷いて、寝袋にくるまるといったありさま——ただし、父のは二つの寝袋をジッパーでつないだものだった」

（佐藤良明、保坂嘉恵美訳『娘の眼から』、九七頁）


州立公園のキャンプ場などでひとに会うとあれこれ世間話が始まる。グレゴリーが人類学者だとわかると、相手の話題はたいてい彼女の母のことに移っていく。彼らの知っている人類学者の名前と言えばせいぜい「マーガレット・ミード」くらいだった。賞賛をもって語られたり、批判的な場合もあり、キャシーは、そんなとき父にすがりつきながら、いつこの人から自分たちは解放されるのか心が落ち着かなかったという（一〇〇頁）

しっかりした計画性もなく、その場しのぎのやりくりを通しながらではあったが、父と二人だけの旅行が父と娘の最良の時だった、と後にキャシーは述べている。そんな父娘の二人だけの世界の中で、「何か教えて、パパ」と娘が言い、「さあ、自然観察の実習だ」と父が答えた。

◆註

◆1　アルフレッド・クローバー（Alfred Koeber 一八七六‐一九六〇）……アメリカ人類学の大御所。F・ボアズの弟子でアメリカインディアンの研究で有名。主著に『文明の歴史像――人類学者の視点』（松園万亀雄訳、社会思想社、一九七一）などがある。

文献

◇1　M・C・ベイトソン（佐藤良明、保坂嘉恵美訳）『娘の眼から』国文社、一九九三

【第12話】──ダブルバインド前夜

娘「会話にも輪郭があるって言ったでしょう？　あれ、どういうことなの？　この会話にも輪郭があるのかしら」
父「あるともさ。ただ終わらないうちは見えない。輪郭というのは、内側からは見えないものなんだ」
（佐藤良明訳『精神の生態学』、七六頁）

「あそびと空想の理論」が書かれた一九五四年の時点では、その後の二十世紀後半に華々しい発展を見せるサイコセラピーの諸流派は、未だその全貌を現していなかった。この論文の最終部は、それらの発生を予見するかのような言葉で締めくくられている。ベイトソンは、三つの問いを検討するかたちで、「あそびと空想の理論」の結論に代えている。

❦問い一──精神病理を、フレームやパラドクスを患者が扱うその扱い方に異常が見られる、という特徴で記述することはできるのか。

❦問い二――サイコセラピーは、フレームやパラドクスを操作できるかどうかの技術にかかっている、とみなすことはできるか。

❦問い三――サイコセラピーが進む経過を、患者のフレーム誤用とセラピストのフレーム操作との間の「相互乗り入れ」（interaction）として記述することは可能か。

問いの一も二も、ベイトソンの原文は、右にぼくが訳したよりも、いくぶん控えめに表現されている。たとえば、問い一の「精神病理」というところは、「精神病理の中のある種のもの」というふうに限定的な言葉で書かれている。そして当時はまだ未発達だったが、その後の五十年で家族療法というこれまでとまったく違うサイコセラピーの形式の確立を考えると――そしてその中から、構造主義的アプローチ[1]、戦略的アプローチ[2]、システミック・アプローチ[3]、ブリーフセラピー[4]、ソリューション・フォーカスト・アプローチ（解決志向アプローチ）[5]、そして、ナラティヴセラピー[6]に至るまで出現したのだから――この半世紀の間にセラピーの世界は一新されたと言っていい。その意味で、この論文を二〇〇八年に読むぼくらには、その間に起こってきたことを理解の文脈（コンテクスト）に組み入れて読むことができる、いわば五十年のアドヴァンテージがある。

では、この問い一から見ていく。精神分裂症という病名は、精神医学の専門家でなくても耳にする名前だろう。今ではそれが統合失調症というなんだか栄養失調みたいな名前に改められた。精神の分裂という言い方も過激だが、統合の失調というのもお粗末な発想だ。栄養みたいに、精神も個体の中の問題だ、というくらいのコンセプトしかないから、誤作動しているロボットみたいな言い方をされてしまう。この命名の利点をあえて挙げれば、政治的にやさしく、経済的に明確なことくらいだ。治すべくは、個体内の回路の異常みたいなものなら、「統合剤」を投与して治すイメージは製薬会社にとって都合がいいばかりか、医療行為らしく聞こえる。医療制度にとっては便利な名称かもしれないが、人間学的には意味不明だ。

いかん、本筋からそれた。患者が、わけのわからないことを口にしたり、妄想的なことを言ったり、聞こえないはずの声を聞いたりすると考えられるとき、医者は精神分裂症（以下、分裂症◆7）という診断を一つの選択肢に考える。この「わけのわからないこと」とは、患者が自分の空想と現実の間に一線を引いていないことから来る。「オレは、世界第三帝国に君臨する大統領だ」を、あたかもそのくらい偉いという比喩として使うのではなく（比喩で使っても問題かもしれんが）、自分を大統領だと認識して振る舞い始めたら？　「あたかも〜のように」（as if）というフレームのくくりがなくなってしまっている。夢の場合に「これは夢だ」というフレームが欠落しているように、分裂症の患者の場合も「これは喩えだ」というフレームが欠落している。つまり、「このメッセージは、このメッセージの言葉が指し示していることを、指し示してはいないよ」という、あそびのときに使われたあのフレーム設定のためのメッセージが欠落している、少なくともベイトソン流に考えれば。

正常に機能するコミュニケーションにおいては、フレームは、その中のメッセージを「このように理解しなさい」というメッセージの解読（decoding）を手助けする役割をもつ。これをメタコミュニケーションと呼んできたわけだが、このフレームが設定できないでいることは、反対の作用をも起こす。つまり、「これは喩えだ」が欠落しているとき、先の「大統領」じゃないが、オニギリを食べていないのに食べている、と主張することになる。ところが、また、食べているのに食べていない、という反対の間違いも起こりうる。ちょっとややこしくなった？

よし、じゃ問い一の答えを整理してみよう。ある種の精神疾患では――ここでは分裂症をさすと考えられるが――（a）自分の語る空想がメタファー（比喩）であることに気づかない。「オレは大統領だ」は、〝あたかも〟というくくりがなく、「これは喩え話だ」というフレームが欠落している。だからこれは「誇大妄想」とも呼ばれる。そして、一番目としては、その裏返しのようだが、（b）比喩が比喩でとどまらず、むきだしの感情やプリミティヴでストレートなメッセージになってしまう。このプリミティヴなものとは、前に「一次過程」という言葉で表現したものだ。夢や空想の中で殴られた相手を、現実にその仕返しとして殴り返したら？　これは空想と現実の混同と考えられ、医学的には「認知障害」と言われる。これは社会的に怒りをちゃんと表すことができていない、とも言える。空想を現実から離してその間の線がないため、「一次過程」のメッセージ（怒りをちゃんと表す）も達成できないままだ。（a）（b）両者とも、つまり誇大妄想であれ認知障害であれ、フレーム設定能力の欠如として記述することが可能ではないか。これがベイトソンの問い一への応答だ。

右の議論が妥当性をもてば、問い二と問い三は、おのずから納得がいくはずだ。問い二の問題提起は次のようなことか。つまり、フレームやパラドクスを操作する技術がサイコセラピーには欠かせない、と考えて良いのかどうか。そう考えて良い充分な理由として、サイコセラピーがクライエントのメタコミュニケーションの仕方を変えることを目指しているからだ、ということが挙げられる。それまで無意識で習慣化されたメタコミュニケーションの変更は、その人の行動様式に変化を呼ぶ。生きる上での枠組みや前提が変われば、当然、やっていることの意味も変わり、行動様式は影響を受ける。フレームをどのように操作するかは、セラピーの学派によって異なるものの、その操作の成功は、治療的な結果を生むと考えて良いだろう。問い三の言う、その操作のプロセスを治療者と患者のやりとり（インターアクション）の経過を丹念に記述し追うことで、臨床の場で何が起こったのか詳しく知ることはできると思う。

その上で、これら三つの問いを考えてみると、これらがたいへんな質問内容であることがわかる。と同時に身震いさえする。身震いの理由？　それは、この五十年のサイコセラピーという領域の進化に次ぐ進化の様相は、理論的には、このベイトソンの問いかけに対する応答の数々として見ることができるからだ。端的に言えば、ここに来てはじめて、病理の世界を医学の言語ではない言語、すなわちコミュニケーション言語で語る可能性が示唆された。分裂症であれ、神経症であれ、摂食障害であれ、依存症であれ、これらがコミュニケーション言語で記述可能になったとたん、サイコセラピーの前には広大な未知の空間が立ち現れた。こうして病理に関するこれまでの「物語」を根底から書き換え、同時にまったく新しい治療法、サイコセラピーが芽を出す土壌ができあがった。土壌が一旦できあがったら、次から次へと芽を出した。あとは時間の問題だった。これがその身震いの理由だ。

しかし、これは今だからぼくらが言えることである。当時のベイトソンは、霧で前の見えない森の中を、かすかな頼りだけをあてに歩いていたはずだ。この方向に行けば森は抜けると思われるが、人の歩いた形跡がない。

ダブルバインドの理論が発表される前の年、「疫学の見地から見た精神分裂」と題した口頭発表がユタ州で行われた。そこにこんな話が出てくる。ベイトソンはカリフォルニアの退役軍人病院で、研究と分裂症の入院患者のケアに携わっていた。あるとき、数時間の一時帰宅を許された若い男性患者を家まで届け、母親とすこしの時間一緒に過ごしてもらった。患者はその家には五年ぶりに帰る。その家というのが、売り出すために家具を備え付けたと言わんばかりの、「モデルハウス」のような家で、住むための家という感じがしなかった。プラスチックの植物が飾られていたり、左右対称にきちっと陶器製の雉の置物があったり。息子に言わせると、お母さんが病的に気に掛けているのは、「見た目の保全」だそうだ。

母と息子を二人にして、病院へ連れて帰るまでの間、ベイトソンはしばらく家の外で何もすることがなくなった。そこで、何かプレゼントしようと考え、グラジオラスを買ってきて、その束を母親に手渡した。

ベイトソン「美しくてしかも雑然としているものが、お宅にあるといいかと思いましてね」
母親「あら、この花は雑然となんかしてませんわ。枯れてきたらもぎ取っていけばいいんですもの」

これを聞いてベイトソンは、あ然としたことだろう。彼は、ここに見られるかもしれない「去勢願望」には注目しない。本来お礼を言われるべきところ、自分のほうが謝罪しなければならないような位置にあっという間に置かれてしまったこと。こういう際のコミュニケーション的力学こそ、彼が注目したかったことだ。相手を凹まし、意味をすり替え、メッセージに貼られるべきラベルは、ちがったものに取って代わられる。この早業は、いかなる構造をもっているのか。どのような影響を相手に及ぼすのか。
意味のすり替えは、関係性のすり替えでもある。「すり替え」については、以前、家族療法の現場で研究班とともにぼくも取り組んだことがある。[◇1] 同じ言葉が、何度も矢継ぎ早に使われていくうち、気がついてみたらその意味がまったく治療者が言い出したときの意味とはちがったものに変更させられていた。治療チームは、相手と渡りあえない無力感を感じた。それを何とか逆転したくて、頭を絞ったものだ。
そこでダブルバインド理論に入る前に、もう一度、父娘の会話に戻ろう。

父「輪郭というのは、内側からは見えないものなんだ。だって見えてしまったら、どうなる？　二人でこれから何の話をするのかまで、みんな決まっていたとしたら。それじゃ、お前もパパも、二人を一緒に合わせたものも、予測可能な生きものになってしまうよ。機械と一緒だ」

娘「パパの言うこと、わかんないわ。物事はいつもくっきり見えるようにしておかなくちゃいけないって、パパ言ったでしょ。輪郭をぼやかす人がいると怒るんでしょう？　なのに今は、予測がつかないほうに、機械みたいじゃないほうに、味方してるみたい。それとね、会話が終わらないと輪郭が見えないのなら、その会話がくっきりクリアなものかどうかだって、わからないじゃない。だったら何かしようと思っても、できないわよ」

（七六 - 七七頁）

◆註

◆1　構造主義的アプローチ……家族療法の一つの流れ。家族の中のルールや関係性をもとに図式化して治療の指針とするやり方。S・ミニューチンが代表的。

◆2　戦略的アプローチ……家族療法の一つの流れ。家族を権力関係を含むシステムとして捉え、家族が新しい解決を生み出すよう策を講じるやり方。J・ヘイリーが代表的。

◆3　システミック・アプローチ……ミラノ派家族療法とも呼ばれる。ベイトソンの理論に忠実であろうとして考案された家族療法。対抗逆説（counter-paradox）という技法で知られる。

◆4　ブリーフセラピー……短期療法と訳され、ベイトソン研究班のドン・ジャクソンやジョン・ウィークランドによってMRI（Mental Research Institute、カリフォルニア州パルアルト市）で発展。問題を定義し目標を達成したことで終結するセラピー。

◆5　ソリューション・フォーカスト・アプローチ……ブリーフセラピーの流れの一つ。問題の原因追及ではなく、未来の解決像を構築していく心理療法。スティーヴ・ド・シェーザー、インスー・キム・バーグが代表的。

◆6　ナラティヴセラピー……悩みや問題は、物語、ストーリーとして言語的に構成されているという視点から、その「書き換え」を促す精神療法。家族療法から発展。ホワイトとエプストンの流れとアンダーソンとグーリシャンの流れがともに有名。

◆7　分裂症……かつて「精神分裂症」と呼ばれ、現在では一般に「統合失調症」と呼ばれる精神疾患のこと。「精神分裂症」という名称が、精神そのものが分裂しているというイメージを与え、患者の人格の否定や誤解、差別を生み出してきた経緯から、二〇〇二年に「統合失調症」と改名された。ただし本書では佐藤良明氏によるベイトソン翻訳の表記に従い、「精神分裂症」という表現を採用し、以下ではその略記「分裂症」を使用する。

文献

◇1　野村直樹他「すりかえ――インターアクションの視点から」『家族療法研究』（四 - 二）、一九八七、一三七 - 一四六頁

【第13話】――それってダブルバインド？

ぼくはベイトソンを三十年読んでいるので、いや三十年前から読んでいるので、ダブルバインドについては、わかっているはずである。と言いたいところだが、それがいかにわかっていないかを最近実感する。

ダブルバインドは「二重拘束」と日本語に翻訳された。誰が訳したのか知らないが、とてもいい訳だ。ダブルバインドは一九五六年ベイトソン研究班が、分裂症の原因の一つとして提示した仮説で、精神病をある種のコミュニケーションの学習から来る障害として説明した理論である。

ここではじめて精神内部の「異常」という考え方から、人間関係の「異常」というように内から外へと見方が大きく変わった。二重拘束のことばから、われわれは、「抜け出せない状況」「縛り」「板ばさみ」などを、連想する。社会科学の辞書には、必ずと言っていいくらい「ダブルバインド」の項が見つかるし、広辞苑でさえ「異次元の相矛盾する二つのメッセージを受け取った者が行動不能に追いこまれた状態。二重拘束」と定義しているくらい一般的な言葉だ。

『社会学事典』（五九二頁）[◇1]には以下のようにある。

「ベイトソンを中心とする研究班が、一九五六年に発表した分裂病の病因と治療に関する学習理論。（1）ある抜き差しならない関係（典型的には母子）において、（2）第一次の禁止命令（例：「これこれをするな」）と、（3）それと矛盾する、メタレベルの禁止命令（例：「何をしたら怒られるかといちいち考えるな」）の並存が、（4）そのコミュニケーション・パターンの特徴として繰り返し現れるとき、関係の一方に身を置くものが、分裂病的行動を身につけるというもの。したがって、その治療も、創造的・建設的なダブル・バインドの中で遂行されなくてはならないとされる。分裂病の単位を個人ではなく関係（家族のエコロジー）であるとする点と、ユーモアや芸術などを含めて、複数のコンテクストが絡む現象一般を取り込む広さを持っている点、これは単に分裂病の理論というより、そのような問題へ接するさいに必要な、認識論的転換の提唱というべきだろう。」

うまくまとめてあるので感心する。さて、大学院のぼくの授業に出ている二人の大学院生から次のようなケースがそれぞれ出された。これらはダブルバインドなのかどうか、という質問である。

その一つ。中国から帰国した日本人の生活実態を調べている学生が言う。日本社会には、中国帰国者に性急な同化をせまる性向があるそうだ。「日本人である」中国帰国者に「日本人」になることを望むのは、当たり前だという考え方だ。しかし、性急な同化への期待は適応の途上にある者を不適応とみなしてしまいがちだ。「あなたは日本人だから受け入れているのだ。だから早く一人前の日本人になりなさい」というメタメッセージと、「日本人になれないのなら排除するよ」というもう一つのメタメッセージがあるという。彼ら帰国者に示されるのは、「受容か排除」というダブルバインド的メッセージだ、というのだ。帰国者たちは、「排除」に怯え、過剰に適用しようとして苦悩する。さあ、これってベイトソンのダブルバインドと同じなのかどうなのか。意外と難しい。

もう一つの質問は次のようなケースだった。この人（学生）はかつて合気道を習うため、内弟子として師匠の家に住み込んで、他の弟子たちとともに修行した経験がある。弟子たちは、先生の身の回りの仕事を手伝いながら稽古に励む。ところが、始めた頃はルールも状況もよくわからないため、何をしても「お叱り」を受けることになる。仕事がわからず、動くことができず様子を見ていると、叱られる。動いたとしても行動が不完全なので、やはり叱られる。その場から立ち去ることは、弟子として失格なので、それも叱られる。さて、この場合はどうなのだろう。ダブルバインドと言えるのか。

どちらのケースもそれぞれ生活がかかっている切実な状況ではあるが、合気道の場合はダブルバインドと言っていいと思うが、中国帰国者の場合はややあいまいだ。「勉強しないと落第するよ」に似ている。

そこで一九五六年のサイエンス誌でダブルバインド理論を説明した「精神分裂病の理論化にむけて」にそって、その内容をじっくり見てゆこう。ただし、例の二人、サンチョ・パンサとドン・キホーテに再度登場をおねがいして、対話的に話を進めたいと思う。

文献

◇1　見田宗介、栗原彬、田中義久（編）『社会学事典』弘文堂、一九九四

【第14話】――ダブルバインドとは

シエラ・モレーナの山中で二人は高貴な者が落としたとおぼしき鞍敷きとかばんを見つけた。そこには清潔な衣類と百枚ちかい金貨と手帳が入っていた。サンチョ・パンサは、前の晩に驢馬を盗まれたそう嘆き悲しんでいたが、ここへ来て「これぞ天の恵み」とばかり大喜びして、自分の食料袋の中に詰め込んだ。

手帳を調べても持ち主は思い至らなかったが、さらに進んでゆくと遠くに、黒々と髪を振り乱して軽々と小山の頂きを跳んでゆくボロを着た男を見た。男はその場から消えたがドン・キホーテは、この男こそかばんの持ち主にちがいないと思い込んだ。それで是が非でもこの男をさがそうと決心をするのだが、サンチョが言うには――

「あいつはさがさないほうがようがすよ。なぜならもしもわしどもがあの男を見つけ出して、ひょっとしてこのお金の持ち主だとしてごらんなせえ。そうなればわしがそいつを返さなきゃならないことは間違いねえだでね。だから、そんな役にも立たない無駄骨をやめにして、それより手数のかからぬもっと物好きでねえやり方で、本当の持ち主が出てくるまで、わしが後生大事にもっていたほうがようがすわい。おまけに、こいつはきっとわしがそいつを使ってしまった頃でがしょうよ。そのときになれば、王さまもわしを大目に見てくださろうというもんでさ」

「サンチョ、それはおぬしの間違いじゃ」とドン・キホーテが答えた。「すでにわれらは、そもそも何人が持ち主かという疑問を抱いていて、しかも今にもわれらの前に現れそうだとしてみれば、われらは是が非でもその男をさがして、品物を返さなければならんのじゃ。ところでわれわれがあの男をさがさないとしたところで、あの男が持ち主だと思い込んだ疑念によっても、われわれはあたかもあの男が持ち主ででもあるかのごとく罪を犯したことになるわけじゃ。してみればじゃ、サンチョ、おぬしは別にあの男をさがすことで心をいためるにもあたるまい、あの男を見つければ、わしの心の悩みも消えうせる道理だからな」

（会田由訳『ドン・キホーテ　前篇I』、三七五‐三七六頁）

（ここから架空の会話）

「旦那は良くても、わしの心の悩みはどうなるだか！　これがあの男の持ち物であってもなくても、金貨はどのみち返さなければならんって言うのですかい？」

「いいかよく聞け、問題はそこではない。あの男のものだとわかっていて返さないのは良くないことだが、あの男のものかもしれないのに黙っているのは、その疑問をもった以上信義に反することになるということじゃ」

「へーそんじゃ、旦那、もしあの男に会ってそいつが自分のものではないと言ったら、そしたらわしがもらってもいいだか？」

「わからん奴じゃ。おぬしくらい欲の皮がつっぱった人間に金貨を見せてあなたの持ち物ですかと聞いてみろ、たとえそうでなくても自分のものだと答えるじゃろが。サンチョ、ちと一息入れて、まあここに座れ。モレーナの山に入る前に話しておったグレゴリー・ベイトソンじゃがの、ダブルバインドという立派な理論をつくったことで知られとる。はいと答えても、いいえと答えても、何も答えなくても、損する羽目になるという理論じゃ」

「そんなら今のわしみてえなもんだ。どうじたばたしてもあの金貨は手に入らねえという理屈でがすか。ひでえ理論でがすな。そういうのを反対にやっつける理論っていうのを、お聞かせいただきてえだ。百枚も金貨がありゃー、ラマンチャに帰っても堂々と女房や村の衆にも顔立てできるでがす」

「おぬしのその望みはもっともなことだ。そのような理論はあるやも知れん。じゃがの、まずはそのベイトソンの理論を知った上でないと、さらにその上を行く理論には行き着けまい。まずはダブルバインドそのものを一つひもとくとしよう」

「まず一番肝心なところから始めるぞ。先日の晩、悪魔のいたずらでわしらが喧嘩をおっぱじめたときのこと、覚えておるか。拙者もそれを思い出すとつらいのだが、あのときのわしはたしかに正気を失っていた。悪魔のせいで正気を失うのはよくあることだし、ごく自然なことだと、この十六世紀に生きるわしらは思うんじゃが。それがのー、実に不思議なことに、後の世ではそういう言い方はしなくなるんじゃ。ベイトソンの生きた二十世紀では、人が正気を失ったり狂ったりするのは悪魔のせいではなく、その人の頭の病気から来ると考えられるようになるんじゃ。その御仁の体の中からその災難は来ていて、いったん病気と判断されればその御仁その人を治療することになっていったんじゃ」

「そりゃーなんともヘンにおらには聞こえるだよ。何かのせいで気が狂うのはわかるだが、一人で頭が変になるなんておかしい気がするだ。そいじゃー聞きますけど、旦那、二十世紀では悪魔はどこへ行ったただか?」

「いい点じゃ、だがどこへも行きゃしない。ただ二十世紀では悪魔は生活必需品ではなくなったのじゃ」

「生活必需品……でがすか?」

「これは失敬。ちと先に行きすぎたが。……つまりこういうことじゃ。二十世紀は〝科学の世紀〟と呼ばれるようになるが、わしら一人ひとりのもつ病いを疾患という科学、とりわけ医学の概念で説明し切る風潮が生まれるんじゃ。頭がヘンになった際にも、〝悪魔のいたずら〟という言い方は採用されず躁うつとかヒステリーとか、もろもろの呼び名、つまり疾患名が登場してくることになる。そこでは悪魔は不採用になって肩を落として、悲しいかな隅っこに追いやられてしまったというわけじゃ」

「悪魔が後の世でリストラに会おうと会うまいと、おらの知ったことじゃないだ。でも、気になるのは……そうすっと反対に今のエスパニアじゃ、悪魔は生活必需品って、こういうことになるんでがすか?」

「ま、そういうことになるかのー。事実、悪魔がいなくなれば、わしが一時的に狂ったときも、悪いのは全部拙者のせいということになってしまうわな。悪魔リストラの件は、今しばらく脇に置く。わしが言いたいのはじゃ、今日悪魔のせいであることが二十世紀ではそうではなく、疾患のせいというように人々の認識が変化していった。ところが、そこにベイトソンが現れて、頭が狂うのは、悪魔がそそのかすせいでもなく、個人が体内に悪い疾患をもつのでもなく、その人と周囲との関係のありよう、すなわちコミュニケーションが病理的なせいだと言ったものだから人々はたいへん衝撃を受けた。二十世紀科学の特徴は〝良くも悪くも一人ひとりが主人公〟という世界観だが、ダブルバインドの理論によってそれが大きく揺らいだのじゃ」

「へーっ、それが旦那が言うところのダブルバインドっちゅうもんでがすか。ついでに聞くだが、悪魔につづいて二十世紀では医者がリストラに遭うっちゅう話になるんでがすか」

「そう単純ではない。医者も西洋医学も二十世紀後半でもたいへん大きな影響力をもつ。じゃが、長くつづいた科学観から新しい科学観の入り口まで来たことは間違いない。それに人間科学の分野に一番貢献した研究がこのダブルバインドの論文と言って差し支えない……とわしは思う。狂った理由が悪魔のせいならお祓いが必要になる、疾患から来ているのなら薬が必要になる、コミュニケーションが問題ならコミュニケーションの変更が必要になると、まあこういう具合じゃ。人を治すのに、お祓いをするか、薬を出すか、コミュニケーションを変えるかは大きな違いだ。この違いはその背後にある認識論の違いを反映しておる」

「わしは頭が悪いだで、悪魔のせいにするのが一番わかりやすいでがす。で、でも、三つともあるのが一番いいかもしれんでがす。都合次第で薬屋に行くのはやめにして、今日はいっちょお祓いに行こう、とか言うてね」

「そのバランス感覚は誉めてつかわそう。バラエティ（多様性）はないよりあるほうが良いからの。実は、ベイトソンが指し示しているところは、このような複数のというか、多元的、多声的な認識が可能になる世界なのじゃ。どれか一つだけが絶対に正しいということを言わない思想なのだが、これは科学的に見てもそうで、〝真実は一つ〟というふうには言えない。が、これについてはまたあとで話すことにしよう。そこでダブルバインドじゃ」

「ちょっと待ってくだせえよ。じゃ、もう一度聞くだが、旦那が言う一番肝心だというのは、ダブルバインド理論が世界を変えたっていうことでがすか？　そこがベイトソンさんの偉いところだっちゅうような？」

「ダブルバインド理論のみが世界を変えたとは言っていない。それはちと大袈裟だ。あえて言えば二つになるじゃろ。一つは、コミュニケーション理論の有効性をしかと証明した点だ。分裂症（あるいは躁うつでも神経症でもいいが）にかかった病人を誰々と特定できても、その理解と治療には患者を取り巻く関係性とコミュニケーションが関わっているという指摘じゃ。つまり、ここにインターアクティヴ（相互作用的）という新概念を物事の理解の基底に据えた点、これが肝心なポイントその一じゃ。そして、二つ目じゃが、悪魔でも病気でも関係性でも、それらを実体ではなく『説明原理』として見ることができるという点じゃ。重力は存在するのではなく説明原理として使われるというようにな。つまり重力も分裂症も、客観的真実ではなくストーリーとして捉えてもかまわないという点、これがポイントその二じゃ」

「ほんなら、何もかも説明原理になるだで、二十世紀の説明原理のほうが、わしら十六世紀のより進んでいるということになるだか。でも、おらには悪魔のほうがぴんと来るでがすよ」

「おぬしのような慌て者がいるから念を押して言っておく。何もかもがたんに説明原理だとは断定していない点に注意しないといけない。実体ではないとは言っていないんじゃ。実際、矢が体に刺さったら痛いからのー、それを〝痛いというたんなるお前のストーリーじゃ〟とは言えないだろ。ベイトソンの認識論が言うところは、説明原理だとのみ思い込んではいけないという点にある。ここは肝心だ」

「ほんじゃー、なんだか瓢箪の川流れのようで、あっちでもこっちでも行くいい加減な話に聞こえるだがね。物事が説明原理なのか実体なのか、どっちか白黒せんとね、気持ちが落ちつかんだからね」

「おぬしの言うことにも一理ある。世界が単純に見えたらスッキリもしようというものじゃ。しかしのー、いい加減な学習レベルでのスッキリなんぞは、そのうちすぐ霧の中をさまようのがオチじゃ。迷いが迷いを呼び込むようにな。ところがベイトソンという人は、その明確でない世界を見渡せる、そういう明確さを説こうとしている。抽象のレベルが一段上じゃ」

「それじゃ聞きますだが、ダブルバインドちゅうのも説明原理で、まー言うてみれば作り話みてえなもんでがすか?」

「そのとおり。だが気をつけておくが良いぞ。〝作り話〟ではなく、〝作り話みたいなもの〟……こう考えたほうが良い。さて、ダブルバインドというと、二重拘束と訳されるとおり、板ばさみ、つまり何らかの苦境を連想するな。経済的苦境とか身体的苦境とかいろんな苦境があるがの、この場合はコミュニケーション的苦境を問題にしていて、それがどのようにして起こるかが二十世紀中頃にベイトソンの研究班によって理論化された」

「ほんで結局、ダブルバインドってーのは何なんでがすか?」

「こう言おうか、お前にセビリアとコルドバの二つの街に同じ日同じ時刻に行くことをわしは主人として命ずる。どうじゃ、サンチョ、行けよるか? 行けまい。これはいわば矛盾した命令なのじゃ。セビリアに行けばコルドバには行けない、コルドバに行けばセビリアには行けない。このように矛盾したメッセージのことをパラドクス(逆説)と呼ぶ。わしらのまわりは素直なメッセージばかりとは限らぬ、こんな曲者のようなメッセージもあるものじゃ。しかも、この任務を果たせなければ、わしはお前をクビに、いや刑に処する、とまー、主人のわしが言ったらお前は窮地に追い込まれる。ダブルバインド的状況とはこのような窮地のことじゃ」

「でも旦那、そんな窮地くらいなら、おらでもたやすく抜けられるだよ。まず最初にご主人様が二つの街に同じ日に行ってみせてくれたら、そしたら、おらだってやってあげますよー、と主人に言い返すでがす。そしたら理屈に合わねえ無理難題を吹っかけてることがわかるだよ」

「お前の言うとおりじゃ、と言いたいところだが、お相手はそのような物わかりの良い方ばかりとは限らぬぞ。もしもそこでのご主人への忠誠は絶対的なもので、いかなる口答えも刑罰に値するものだとされていたら、お前はセビリアに行っても〝コルドバに行っていない〟といって罰せられ、コルドバに行っても〝セルビアに行っていない〟といって罰せられ、口答えをしても〝逆らった〟といって罰せられる。そして、何も言わなくても〝命令に従わない〟といって罰せられる」

「そんな気違い主人は、わしゃ御免でがす。忠誠心など尻目に殺してスッタコラ逃げるだがね。やってられないだー。こっちの頭がおかしくなるだでね」

「お前一人ならそれも良かろう。何より大事な子どもと女房を人質に捕られたと仮定してみろ。お前が逃げたら家族に危害が加わる。フットワークよろしく気軽に立ち去るなんてことは難しくなるぞ」

「そんなの卑怯でがすよ。ほんとうならとても許せないだで。でも、旦那、そんなことがほんとうに世の中にあるんでがすか?」

「ある、というのがベイトソンらの研究の結果じゃ。二つの同時に発せられたメッセージ、AとBという命令、そのどちらもお互いが矛盾している。したがって、両方同時に満たす解答はなく、Aに応答しても罰せられ、Bに応答しても罰せられ、応答しなくても罰せられる。さらに、その場から立ち去るこ

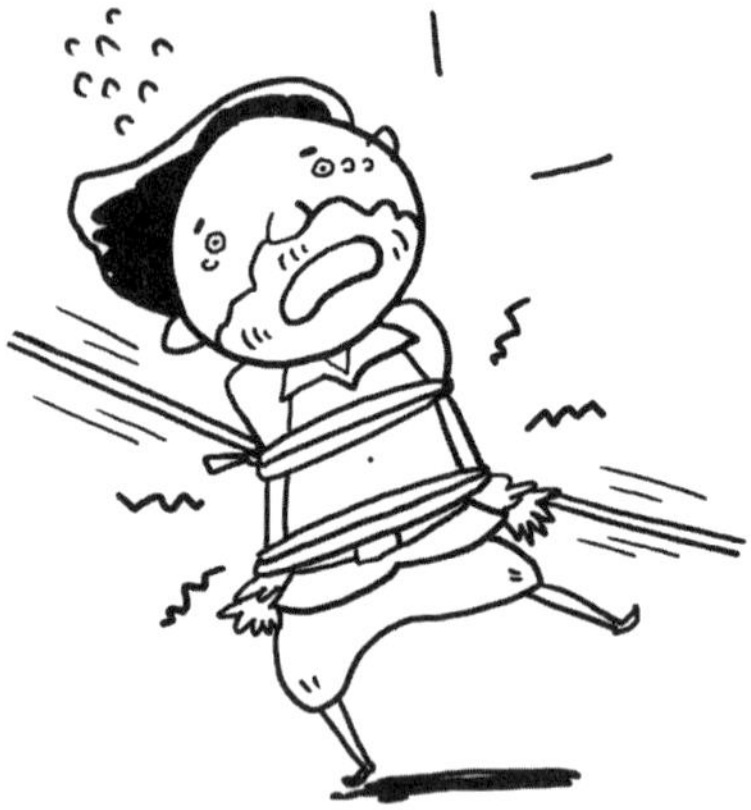

図　コミュニケーション的苦境？

とが許されない。これがダブルバインドの構造的な特徴じゃ。往々にして、Aという言語的命令が、Bという非言語的指示と相矛盾し、しかもその矛盾を指摘することが許されない、ざっとこんなありさまじゃ」

「いまいち、ぴんと来ないでがすな。そりゃ世の中にあるとは言ってもたいへん珍しい場合でがす。さっきの気違い主人も、もしいたら珍しいでがす」

「それならわかりやすい例を挙げて進ぜる。たとえば、わしがおぬしに対し、自主的に振る舞え、という命令を下したとする。これが業務命令だとすると、お前は自分の頭で考えてわしのためにいろいろとする。ところがこれは命令に従っているのだから、ほんとうに自主的とは言えない。真に自主的にやるためには、命令にそむかなければならない。したがって自主的にやって命令にそむき、自主的にやらないで命令にそむく。あるいはこう言おうか、命令にそむいて罰せられ、命令に従って罰せられる。自主性が度を越すと、勝手な振る舞いは許さんと言われる。結局、何をやっていいのかわからず混乱し始める。身動きが難しくなるというわけじゃ」

「育ちのいい坊ちゃんやお嬢ちゃんは別としても、わしにはそのくらいのことは頭の体操ぐらいにしか聞こえないだよ。お前様が、自主的にせよ、とおっしゃって一時覚えてても、すぐきれいさっぱり忘れちゃうだからね。わしにとって何が一番辛いかと言ゃー、空腹で死にそうなのに目の前にある旨そうな食べ物を食べられない、それとか喉から手の出るほど欲しい金貨が目の前にあって手に入れることができない……これぐらい苦しい板ばさみはないでがすよ」

「ならばそれがおぬしにとってのダブルバインドなんじゃろう。ネズミ捕りの装置じゃな。チーズは食べたいが、手を出せばパチンとバネ仕掛けで捕まってしまう。（漫画『トムとジェリー』の）ジェリーのように利口になれるといいわけだが」

「不思議とそういうときはふだん寝ぼけているわしの頭も大いに回転するで、何か妙案が浮かぶものでがす。やはり欲しいものあっての世の中だからね」

「それなら聞くが、おぬしは金貨が欲しいか、それとも生存が欲しいかと聞かれたら、どっちを取る？　答えは？　決まっておるじゃろ」

「両方欲しいだがね」

「そのうち一つを取れ、と言われたら？　生存のほうを取るであろうが。幼い子どもたちも同様じゃ。養育を放棄されることは死ぬに等しい。したがって生存をおびやかす方向に一歩を踏み出すことは難しい。認識世界がまだ未分化で言語発達も十分遂げていない時期に、ダブルバインド的状況の連続で、そのため世界を混乱して認識しても不思議ではない。そうすることで当面の生存が確保されるのだから。ダブルバインドと分裂症との関連はこのような幼児期の学習体験と抱きあわせで論じられたのじゃ」

「へー、生存ちゅうのは大変なことでがすな。わしなどふだん何も考えないで、食いたいときに食っておるだが、子どもの場合は親に見離されたらみじめで、鳥なんぞでもそうなったら死んでしまうだからね。かわいそうなもんでがす。じゃー旦那、母親がする子どもに対してのダブルバインドって、たとえばどんなものだか?」

「これは青年の例だが、ベイトソンが述べるのにこういうのがある。急性期の分裂症で入院しておる若者のところへその母親が見舞いに来たんじゃ。来訪を喜んで息子は母の肩に手をまわした。がそのとたん、母親の体が硬直したそうじゃ。そこで息子はすぐ手を引っ込めたのだが、それに対して母親は『お母さんのことが嫌いなの?』というふうに聞き返した。それを聞いて息子は——当然かもしらんが——顔を赤らめた。しかし、それを見た母親はこんどは『そんなにまごつかなくていいのよ。自分の気持ちを恐れることなんかないのだから』と息子に言いきかせた。そこまで来ると若者は耐えられず、このあとほんの数分しか母親と一緒にいることはできなかったそうじゃ。母親が帰ったあと、付き添い人に襲いかかり、隔離されることになってしまった」

「ふーん、妙な話に聞こえるだが、それで、旦那、それのどこがダブルバインドなんでがすか。おらならこう言うだよ、『おっかー、何を言う、嫌いじゃないから肩に手をやったんだぜ。これくらい自分の気持ちに素直なのがなんでわかんねえんだ!? 自分の気持ちを怖がってるのはどっちだい?』ってね」

「サンチョ、お前の言うとおりじゃな。とにかく母親に対して言葉で対抗できるのなら事情は別であろう。ところがこういう親子に限って、子が親に批判的な応答をすることは不可能に近い。母親の発話の動機が何であれ、子どもにとっては、（母親の）身体硬直がふつう意味することと〝お母さんのことが嫌いなの〟という呼びかけがふつう意味すること、つまり愛情の表現とが、お互い食い違っている状況に出会う。母親のことを嫌ったときもあったにちがいない息子は、指摘を受け罪の意識を感じるとともに、その罪の意識を利用されて愛情表現を怖がっている本人に仕立て上げられ、両者の関係のありようが一八〇度すり替る。この私の認識の正しさに対して何も言えないのは、あなたが間違っているからよ、と」

「なんとまー、あきれるだよ。旦那、聞いてたらおら逃げ出したくなっただ。こんなのは真っ平で。こんなのがつづけば、母親を殺すか自分で自殺するか、そんな世界に近づきよるだよ」

「うん、しかしそこにはもう一つ道が残されていて、それが妄想、幻覚というか分裂症の世界じゃ。これはまさに生存という目的に適った、その関係の内に残された言わば抜け道なのじゃ。母子の絆を保ったまま、病人とその保護者という次の段階に移行する。そうすることで、当事者たちの人間的成長や個人的幸福と引き換えに、母子の関係が以前のとおり維持され、家族はシステムとしての安定を手にいれる。こんな折、何かで子どもが死んだりすると、今度は母親が分裂症になる例をまま見るものじゃが」

「悪魔も謎と不思議が多いと思っただが、家族も不思議なことでいっぱいでがすな」

「たまには良いこと言うのー、サンチョどん」

「ふだんは考えることがないダブルバインドというものに一つ敏感になってみる価値は大いにあるぞ。それがたとえ分裂症と直接関係あるかないかは別としてもじゃ」

「ダブルバインドは、旦那、分裂症以外と関係があるでがすか？」

「結論から言えば、あるんじゃ。そもそもベイトソン研究班は分裂症をもった家族のコミュニケーションを追跡しておったのじゃが、それをすくい取ろうとした理論は論理階型というヒトのコミュニケーションに特徴的な性質に依っておる。ヒトの精神性、つまりメンタル・プロセスではどこにでもこの論理階型の問題が顔をのぞかせるんじゃ」

「おらもどこにでも顔を出すのが好きだが、どこでも顔をのぞかすのが好きちゅうのが論理階型だか？」

「何を聞いておるんか！　冗談もボチボチにせー。まったくわかっておらん！　よいかあたかもお前の言うのは、〝人は死ぬ、草は死ぬ、だから人は草である〟と言っているに等しいぞ。死ぬということで人と草を同一視してしまっているあの理屈じゃ。まさに論理の種類（論理階型）を混同してしまっとる。あそび、ごっこ、ユーモア、知らんふり、慇懃無礼などなど、ヒトの発するメッセージがこの論理階型を混同することで実現するのは、それはたしかにそうじゃが。……おいちょっと、お主、もしかしてそれユーモアのつもりか？」

「旦那も昨日よりは頭がマシだかなー」

「もうよいわ！」


「わしがここで言っておきたいのは、このダブルバインドが、あそびやユーモア以外、とりわけ精神を病む人たちに対しての治療的道具として活用されるという点じゃ。つまり〝治療的ダブルバインド〟じゃな。またそれを〝カウンター・パラドクス〟（対抗逆説）と呼んだ人たちもいるが、同じようなことなんじゃ。要はダブルバインド的状況に置かれた人が、東西南北どう動いても、また動かなくても、訴える苦悩から（幸運か皮肉か）遠ざかる以外に道はない、という状況に置かれることを指して言うんじゃ」

「へー、そんなうまい方法があるんだか。そんなら処方箋袋にダブルバインド治療薬二〜三錠入れて、うちに帰って効き目があるんでがすか。そいで治るっちゅうんなら、はじめから面倒なこと言わずに、薬局の薬箱みてえにいろんなダブルバインドのサンプルを入れといて、この人が来たらこのダブルバインド錠、あの人が来たらあのダブルバインド錠ってな具合にさばけてよーござんすな」

「いやー、まさにそうじゃが、勘定ができるほど事がもし単純だとたしかに助かるわ。ダブルバインドが一つ二つと数えられるようなら、しかと目に見えるからのー。じゃが、ダブルバインドはある状況や人間関係（つまりコンテクスト）におけるところの関係性じゃからして、一皿いくらみたいには行きようがない。それについて語る者はその出来事をストーリーとして語るほかないんじゃ。そこが自然科学のようにはすっきり行かんわい」

「わしならその治療薬を製薬会社に売り込んで大儲けできる錠剤をつくるだよ。コンテクストくらいちょいと大目に見ても〝治療薬ダブルバインド錠〟ってのが開発されれば、わいも一国一城の主になるのも夢でないかもしれんだよ。ベイトソンさんはそういう欲はないお方なんでがすか?」

「おぬしの言うのを聞いておると、話は無限に逸れてゆく。言うたとおりじゃ。コンテクストを無視してダブルバインドもへちまもあったものじゃない。コンテクストがコミュニケーションの命なんじゃ。この際だから言うておくが、このコンテクストという概念を前に、フロイトもラカンもその屋台骨を揺さぶられる話が斎藤環氏の本に出てくる。[◇1] お前も少しは本を読め!」

「わかっただよ。ほんなら話だけでも、ダブルバインドがどんな薬になったのか教えてくだせえよ」

「これもベイトソンが挙げた例じゃが。ある女性精神科医のところへ十六歳のひどい分裂症の女の子がやってきた。その子は九歳のときからいろんな神様からの指令を受けて生活しておったが、その一つの神Rから医者に行くのはダメだと言われたそうじゃ。そこでその精神科医はこう言った、あなたは九年間もその神々の国に暮らして結局助けてもらえなかったわね、だからその神様Rのところへ行って今度は医者の私と話す許可をもらってきてくれますか、とね。言われた少女は治療的ダブルバインドの〝罠〟にはまったんじゃ。もし行かなければ、そんな強力な神様は存在しないことになり、神々に支配されているという自分の世界(妄想)を否定することになる。もし行って許可をもらったら、それはその医者のほうが神様Rよりも強い存在であることを神様に承認させることになる。許可を出さなかったら、自分で彼女を治せない神様は彼女を苦しめる存在でしかなくなり面目をつぶす。結局、医者と相談することになる。どちらに動いても少女は治療への一歩を踏み出すというわけじゃ」

「なーんだ、ダブルバインド一錠の薬で全快するわけじゃないだか」

「だから言うたんじゃ。親から受けた病理的ダブルバインドが長い間継続的に子どもに働きかけたのを思い出してみると良い。反対の力、つまり治療的ダブルバインドも一回で決定的となるとは限らん」

「それんしても、こんなことをあっちゅう間に考えつくなんて、その女医さんもたいしたもんでがすなー。わしらにはとんと思いもつかんだでね。ほんで、旦那、考えてみりゃ、ダブルバインドちゅうのは一個二個と数えられんちゅうし、治療と言うても即効性があるわけでもねえし、なんだか今流行の痩せる薬みてえに怪しいもんにも聞こえるだよ。たとえばその女の子に対してダブルバインドが治療に効果があったちゅうのは、いったい誰が言うんだか、誰が証明するだか？」

「よう言った、サンチョ。理屈はそのとおりじゃ。しかし、精神科医は一対一で仕事をする。しかも患者とのコミュニケーションは絶えず動いておる。その対話の瞬間に何が起こっているか、〝証明〟とか〝効果〟などと申したが、そこには難しいものがある」

「旦那、今ふとわしも思っただが、さっきの頭の切れる女医さんじゃねえだが、昔の人だってダブルバインドと同じようなこと考えついたんじゃないだか。ベイトソンさんの根っからの発明でがすか？」

「それは鋭い点じゃよ、サンチョどん。オリエントの仏教、とりわけ臨済宗という宗派では、公案というて修行僧にダブルバインドに似たような質問を浴びせる風習があるのじゃ。〝坊主頭を櫛でとかせ〟〝寝て走れ〟〝片手で拍手しろ〟などはやや滑稽な例じゃが。ベイトソンはこういう例を出しておられる。坐禅の際に使う棒、警策《きょうさく》を師匠は弟子の頭上にもってゆき次のように言う。〝お前の頭の上に警策があるか、ないか。さあすぐ答えろ。ある、と言ったらお前を打つ。ない、と言ってもお前を打つ。答えなかったら、むろん打つ。さあどうだ。速やかに言ってみろ!!〟と猫なで声なんかじゃない、鐘のひび割れたような声で一喝されてみろ。いっぺんに縮み上がって思考停止じゃ。それは窮地に追い込まれる。どれだけの修行僧が〝和尚の警策は頭の上からやや離れています〟とぬけぬけとしかも冷静に言えると思うか」

「わしには無理だよ。それにそんな恐い道場からは、いの一番スッタコラ逃げ出すだがね。なんでそんなところにいなきゃいけないんでがすか?」

「子どもが母親から逃げられないことは覚えているじゃろ。ダブルバインドはそういう関係を条件としている。弟子と師匠の間柄も、すぐ〝さようなら〟というような、そう簡単なもんじゃない」

「じゃー、この修行僧のようにうまく知恵を働かせて言いぬければ、師匠は許してくださるんでがすか。それが悟りとかいうもんだか」

「おそらく大和尚はそんな小手先の言いぬけ程度では許してはくれまい。その程度のことなら頓知じゃ。江戸時代、駒込に虎白和尚という禅僧がいて、その道場にある武士が参禅しておった。あるとき武士は落馬して腕にひどい怪我を負い、手が不自由であったらしい。その坐禅している後姿に向かって和尚が一喝。〝さあ今ここに敵が攻め込んできた！　お前は何とする！　一瞬の猶予もない、どう立ち向かうか言ってみろ〟と言われたこの武士は、これがもとで後に雲弘流[1]という武術を発明することになったそうじゃ。窮地から新たな道が開ける様とダブルバインドは関係ありそうじゃ」

あの山中で鞍敷きとかばんを落としたのは、美しい婚約者ルシンダを友人に取られてしまった哀れなカルデーニオだった。カルデーニオはルシンダと彼女をだましたドン・フェルナンドにドン・キホーテらと泊まった旅籠で出会う。ドン・フェルナンドは自分のしたことを謝り、カルデーニオは友を許し、ルシンダとの喜びの再会を果たす。

註

◆1　雲弘流……この流祖が書いた『随順抄』という書があり、なかでも「負けることなし、勝つことなし」という言葉は有名。

文献

◇1　斎藤環『文脈病――ラカン／ベイトソン／マトゥラーナ』青土社、二〇〇一（初版一九九八）

【第15話】——ベイトソン展望

「ねー旦那、ベイトソン婆々談義もそろそろおしまいにしてくだせえよ。おら腹が減ってきただよ。だけんど、その前に一つ聞いておくだがね、これまでの話はいったい何だっただか。何とか眠らず聞けただが、要するに何の話かようわからんでがす」

「眠らず聞いたのは誉めてつかわすが、話の内容はおぬしの頭からすっかり抜け落ちておるの。会話は終わってみなければ、それがどういう役を果たしどういう輪郭があるのかわからないものだ、とあったのを覚えておらんか」

「ああ、そんなら今思い出しただ。でも旦那はこの話で何か伝えたいんじゃないだか。それがようわからんようでは……」

「それはおぬしの言うとおりかもしれん。一応店じまいにあたり確認すれば、それは、ま、われわれ哺乳類のコミュニケーションの特徴といったところかのー。そう言うとすぐ〝コミュニケーション〟って何だと聞かれそうなんで、先回りして言っておくが、言うなればそれはインターアクティヴという視点に立ったサイエンスのことじゃ」

「何でしたっけ、そのインターアクティヴとかって?」

「たとえば、こんな三つの言葉をならべてみようか。アクティヴ、リアクティヴ、インターアクティヴと。アクティヴは、能動的、活動的と訳されようか。二番目のリアクティヴは、受身的、反応的となるじゃろう。また三番目のインターアクティヴは、応答的、対話的、相互作用的などと訳される。この三番目の特徴は、モノとモノとの間にある関係を念頭に置いておるので、たとえばAさんその人自身でなく、Bさんその人自身でもない。細胞Aそのものでもなく、細胞Bそのものでもない。常にAとBの間に照準が合う。そういう科学のことをコミュニケーション・サイエンスというんじゃな。だからしてこの視点は哺乳類に限らず、微生物同士にも細胞同士にも機械のパーツ同士にも使える」

「でも旦那は細胞のことは言わなかっただよ」

「今回はヒトを含めた哺乳類のコミュニケーションだけを扱った。そこでは使信（メッセージ）とその抽象性（論理階型）の問題、輪郭あるいはフレームの及ぼす作用、論理階型の違いが生む矛盾とパラドクス、それらを積極的に活用する哺乳類のあそびと病理などを見てきた。この視点からヒトの精神異常も動物たちの非言語的やりとりも、一くくり同一のコミュニケーション言語を使ってあきらかにすることができるのじゃ」

「細胞同士の話まで聞かんことにゃーおらにはよう納得できんだ。コミュニケーションという考えは、結局はお猿さん（哺乳類）止まりじゃないだか?」

「そんなことはないと言ったではないか。インターアクティヴという視点は、ヒト、動物から微生物、

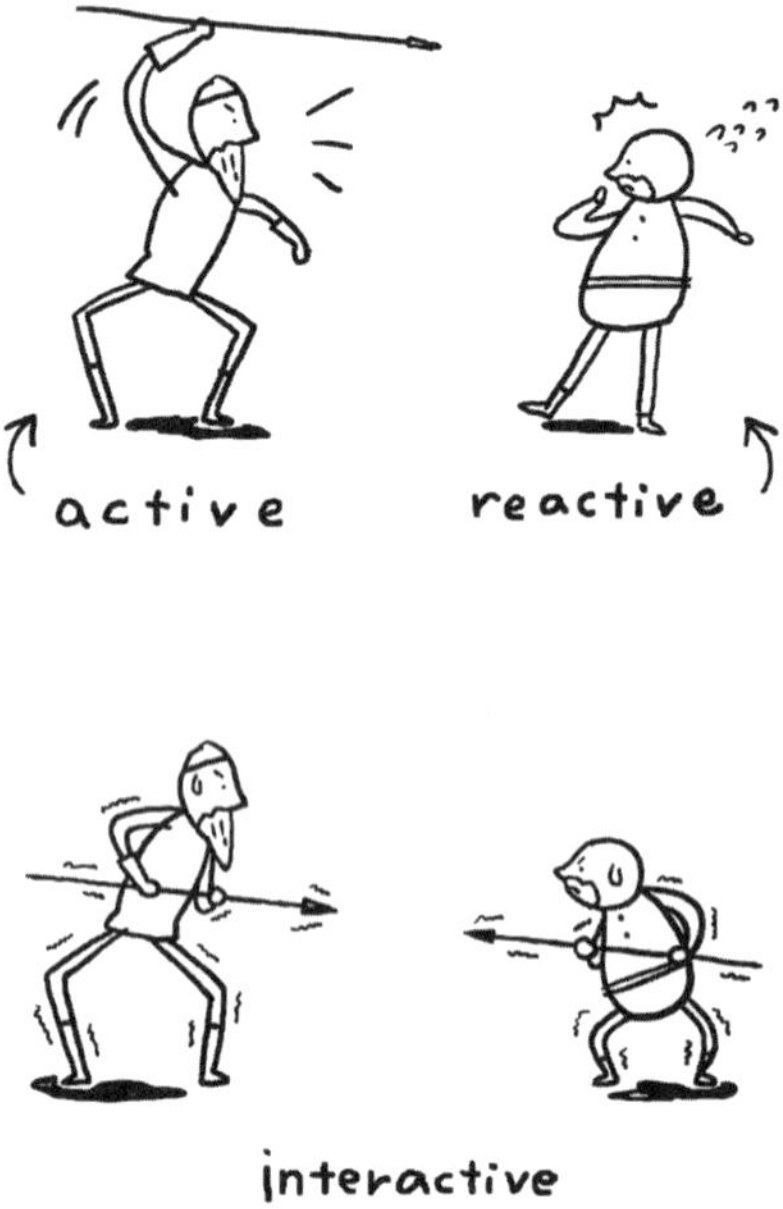

図　アクティヴ、リアクティヴ、インターアクティヴ

果ては草原にまで広がってゆくわ」

「へー、そんな壮大なもんでがすかー？　人間のことを話してたと思ったら、いつの間にやら微生物の言葉とか何とか、節操もなく言い出したりするだか。そうだ、おら知ってるだよ、そういうのはふつう言語学っていうんじゃないだか？」

「そのことじゃ、わしが気をつけたいのは！　応答的、対話的にものを見ると、相手の姿勢や話し方がこちらの話し方に影響するのはおぬしも知ってのとおり。相手はこちらの発話の〝聴衆であり状況〟（つまりコンテクスト）になる、また相手にとってはこちら側が発話の状況（コンテクスト）になる」

「おらをケット上げした乱暴な奴ら、旦那、覚えておるだか。絶対許せねえだよ。状況に関係なく、あんな奴らは頭のてっぺんからつま先まで悪党に決まっておりますがな」

「では聞くが、その悪党どもはどうしてほかならぬおぬしをケット上げしたんじゃ？　旅籠の住人またはこのわしでもよかったはずじゃ」

「あれは悪魔のいたずらでもなんでもないでがすよ、旦那。たんに奴らの常日頃の悪意と軽率がやらかしたんでがす」

「よかろう、しかし、もしそのような悪意や軽率が状況の中から生じてきたと仮定すれば、それがコミュニケーション的な見方と言えるのじゃ」

「ふーん。ほんじゃー聞きますだが、あのとき以来のおらの悔しさはいずれ状況次第でなくなるとおっしゃるんでがすか。それは相手の鼻をあかして仇を取ったときだけでがす！」


「もともとお前に仇討ちの気持ちなどなかったはずじゃ。コンテクストというものは意味を生じ、時とともに変化する、聴衆もその場の雰囲気も。状況つまりコンテクストというのは変化し進化するが、いくら言葉が介在しても言語学では語れない。言語学の静止した言葉では足りなくて、変化の言葉と変化に関する理論が求められる」

「コミュニケーションとは、言語学と似て非なるものでがすか？」

「そういうことになるのー。そこで思い出して欲しい。フランス人が手を振るというメタローグの中で父が娘に〝ただの言葉なんてものはないんだ〟と言っていたときのことをな。会話で使われる言葉は、すべてがすべてその場のコンテクストにしっかり付着した言葉であって、一つとして〝ただの言葉〟なんてものは存在しない。ただの言葉があるという前提で言語学は成り立つかもしらんが、ただの言葉などないからコミュニケーション・サイエンスが成り立つ」

「そりゃー威勢のいい話でがすが、ただの言葉なんてないって啖呵を切ったところで、じゃー、何を使ってそのサイエンスができるだか？」

「わしらの話題が通常の言語学の範疇には入らんのは、言葉も人間関係もコンテクストを外してはまったく意味が取れないからじゃった。おぬしがダブルバインドの錠剤を発明できなかった理由もそこにある。コミュニケーションの核心なんじゃ。言葉そのものではなく、意味という考え方こそコミュニケーションの核心なんじゃ。コンテクストを無視した言葉は、ピンで刺した標本昆虫のようなもんで、死んだ言葉じゃ。ま、時にそんな標本も必要になるがのー。一方、刻々変化し、コンテクストとともに息づく言葉は生きておる。生《なま》ものじゃ。それを相手にするのは言語学ではなくメタ言語学だが、一般的にはそれをコミュニケーション理論（communications theory）と呼ぶ」

「おらならいっそピンで刺した昆虫のほうが、飛んだりしてる奴よりいいだよ。蝶々なんぞ目の前に来ても、それがどっちへ飛んでいくか見当もつかんだからな。やってられねーだよ。そんなら止まっててくれたほうが、昆虫屋さん（学者さん）も助かるじゃないだか」

「そのとおり、ただしその目的が昆虫採集（言語分析）ならばじゃ。わしは最近『昆虫にとってコンビニとはなにか』[◇1]という本を読んだが、そこには真っ暗な夜の国道で煌々と輝くコンビニの蛍光灯に吸い寄せられる虫たちの話が載っておった。描かれたのはコンビニの蛍光灯に反応する昆虫たちの姿である。このありさまは、いくらピンで刺された昆虫を穴が開くほど凝視しても想像できまい。ヒトもそうなら動物もそうじゃ、コンテクストと一緒に理解せんと」

「おぬしと話しておると、どうも本筋から逸れていかん。そこで重要な点にいま一度戻る。わしがコミュニケーションという視点でかさねて強調したいのは……つまり、応答的、相互作用的なスタンスをとことん徹底すると世界の見方が変わる、ということじゃ。このインターアクティヴという視点は、ミツバチの社会であれ、ヒトの逸脱行動であれ、自動制御装置であれ応用可能であって、それらすべてに通底する言語が提供されたことはすでに述べた。じゃが、この見方もわかったつもりでも頭の上を通過して徹底できないことが多いんじゃ、こと自分のことになるとな」

「自分のことってどういうことだか、自分は自分がかわいいもんでがす」

「わしらはほっておくとすぐ、Aさんはこういう性格だの、Bさんの真意はここにあるだの、あなたは現実がわかっていないだの、常識とはこういうものだ、などと個々の特徴をなんの臆面もなくシャーシャーと話しておることに気づく。ついコンテクストを度外視してみる癖に舞い戻る。この癖というのがなかなかしたたかなんじゃよ。これは哺乳類としてのわれわれの弱みでもあるが」

「おらは腹減ったり眠くなったりするときにゃー、ほんに哺乳類としての弱みを実感するだからね。でも一人ひとりの特徴がどうのっていうのも哺乳類の弱みでがすか。わしは別段困ることでもないでがす。あいつは男気があっていい奴だと言われたら、おらならうれしいだでね」

「わしが言いたいのは、つまり応答的な世界では現実というものの区切り方がふつうと異なるということなのじゃ。それぞれの個体は他の多くの個体もしくはまわりの環境とネットワークで結ばれておる。相互作用し応答しあっているわけじゃ。個体一つひとつではなく、そういう結びつき一くくりを一単位として考えること、これをシステムという」

「結びつきがシステム？　じゃー、何をくくるんだか？」

「ベイトソンからの例を出してみよう。盲人が杖をついて歩く。盲人はただ好きなように杖を振り回しているのではない。進んでいく道にある凹凸を杖の先で感じ取って、その情報を彼の大脳に伝え、体の動きを調整しながら進む。このとき〈杖プラス身体〉が合わさって一つのシステムを形成する。これが動きや変化のユニット（単位）なんじゃ。盲人の身体だけではない。一方、場面変わって盲人がベンチで一休みしたとしよう。このとき杖は手から離れ脇に置かれる。こうなると杖はもうシステムの一部でなくなる。わかるかの？　杖をもった盲人の動きは、身体だけがそのシステムでもないが、杖だけがシステムでもない。それらがコミュニケーションの回路として作動したとたん、それは一システムの様相を帯びる。ここが肝心。システムという性格を〝帯びる〟のじゃ、ある時点においての」

「盲人さんは器用に七変化ってわけでがすか」

「というか、普通の線引きとは異なる〈杖プラス盲人〉という一つのユニットが見てとれるのじゃ。つまり個体のみを単位として見るのではない。コミュニケーションの世界では現実をこのように区切る」

「でも旦那、そうすっとどういういいことがあるんでがすか。他人の羊を見つけて、おらのもんだぞー、と線引きを変えられるだか。そういうことなら都合ええかもしれんだよ」

「それは所有権の線引きであって、システムの線引きではない」


「よいかの、サンチョどん、分裂症の青年がいたとしよう。この青年の病気を理解するため、彼の家族を一システム、つまりコミュニケーションのユニットとして視野に入れたらどうなるか……もしかしたらちがった治療が可能になるかもしれない。青年個人の頭の中味を扱うんじゃなく、彼の置かれた文脈、状況、家族との会話を考慮の中心に据えたら？　こういう視点をもとに一九六〇年代以降、家族療法という治療法ができあがった。が、それもこれもベイトソンの敷設したコミュニケーション理論というレールの上に築かれた一大セラピー文明と言っても良いじゃろう」

「へえ、ほんじゃー、青年の病気も、つまり悪いのは家族であって本人じゃないって、こういうわけでがすか？」

「いや、そう早合点してもらっては困るぞ。原因と結果を一方的に直線で結んで欲しくないのー。システムは使信（メッセージ）の回路だと言ったが、これは原因と結果がグルグル舞いしておる円環じゃよ。

つまり原因と結果は円をなしておる。意味はとどまらず循環しておる。そういうシステムの〝動きの言語〟を下手に〝静止の言語〟に翻訳すれば、そこに待っているのはたんなる〝悪者探し〟じゃ」

「悪い奴は悪いと、水戸黄門さんみたいにわかりやすいのがおらにはいいだよ。旦那の話ももっとすっきりいかんだか」

「裁判は悪い奴を決めるし、警察は犯人を探す。しかし、治療は犯人探しではない。治療の理論は犯人探しに不向きだが、同様、警察の理論は治療には不向きなのじゃ。それぞれの理論には仕様(specifications)があって使い方がちがう。ツボの押さえ所もちがう」

「押さえ所って、なんのことでがす？」

「こう言おうか、精神あるいは自己のありかに関して、人類はコミュニケーション理論あるいはサイバネティクスをとおして科学に根ざす新見解を手に入れた。これなぞは……」

「旦那、それってヒトの話じゃないだか。哺乳類やら微生物と言っておきながら、実際のところ成果は家族療法くらいなら、そりゃー、ちーと大風呂敷ってもんでがすよ」

「うん、それは拙者の舌足らずのせいであって、ベイトソンが悪いのではない。わかりやすい例として……近頃のモンゴルでは草原の砂漠化が進んでおるが、この国も市場経済を導入したので、街に近い草原はみながこぞって放牧して荒れ放題になった。砂地があちこち顔を出し放牧が不可能になりつつあった。そこで、研究者が中に入って放牧の場所や時間をずらすことをすすめた。そうして砂漠寸前の土地を青々としたもとの草原に戻したんじゃ。わしが驚いたのは、これがわずか三年という短い間に起きたということじゃ。この事実にわしは甚く感動した」

「草地に戻ったのがコミュニケーションとどう関係あるんだか?」

「あるんじゃよ、それが。自然というものは、なんと素直に反応し応答してくるものか！　ヒトは山や野原や生物という生態系と密接につながっておる。われわれのありようがそのまま自然のありようであることの動かぬ証拠じゃ。われわれ一人ひとりもその系の一部であることを忘れなければ良い。これを忘れて自分だけは別だと蚊帳の外に置くような遠慮など、いたって無用じゃ」

「遠慮じゃないだよ、そういう立派な話は、偉い先生やお坊様用に取っておいて……。おらのようなへっぽこ田舎者には、ぴんと来ないし第一何の足しにもならんでがす」

「サンチョ、決して自分を卑下してはならんぞ。国王は国王になりきって立派であるし、騎士は騎士をやりぬいてこそ立派じゃ、おぬしも従士というものになりきってそれで百点満点じゃ。自分の居場所に徹する（taking one's proper station）（『菊と刀』から）[◆1]という言葉の意味は、システミックに取るが良い。封建的に取らないほうが良いじゃろう。ヒトが生態系の中で置かれた位置（ニッチ）からはみ出れば、自然はその逸脱に応答してくる。正常範囲に戻ればそのようにまた応答してくる。ただそれだけのことじゃ。もとに戻ったモンゴルの草原もそれじゃ。このあたりのことをベイトソンは"It's that simple."（そのくらいシンプルだ）というフレーズで言っておられた」

「じゃー聞くだよ、さっき旦那の言った、世界の見方が変わるっちゅうのは？」

「われわれは応答を基本原理とした世界に生きておるが、われわれの言語には固定してものを語る〝語り癖〟がついておるんじゃ。〝草原がもとに戻る〟と言っても、〝分裂症が治る〟と言っても、草原も分裂症もいわゆる静止物じゃ。しかし応答的（インターアクティヴ）な視点から見れば〝草原〟も〝分裂症〟も動きづめに動いておるように見えるから、これに即した言葉で考えれば、ふだん気づかない多くの見解がそこから生み出されることになる。それを研究し言語化したのがベイトソンだった」

「たとえば？」

「たとえばニューギニアで、彼は二者関係がエスカレートする様を対称的（競合的）なエスカレーションと相補的エスカレーションとの二種類に分けた……ことはおぬしも知っておるかもしれん。対称的と相補的というたんに静止した図柄にエスカレーション（スキズモジェネシス）という動的な概念を導入して〝変化の言語〟を創り出した。二者がますます競合的になってつばぜりあいを激化させると、時によってその関係は破壊的になる。相補的とて同じじゃ。一方がもう一方を飲み込んでしまう極端な不釣合いが関係を破綻させかねない。関係とは動いておるもののことじゃ」

「動的なっちゅうのは、速度に対して加速度というのに似ておるんだか？」

「一段抽象のレベルが上がるという点は共通しておるの。しかし対称性や相補性には二者関係が組み込まれる点がユニークじゃよ。つまり、やりとりのかたちについての抽象レベルが一段上がっておる」

「難しいでがすな。それにしても、スキズモジェネシスっていう舌を噛みそうなのはエスカレーションのことでがすか？　そのエスカレーションがどうして世界を書き換えるだか？」

「だんだん言うからそう慌てないで欲しい。後のバリ島の調査で、ベイトソンは先とは反対に関係をエスカレートするのを妨げる構造（メッセージの性質）をあきらかにした。バリは定常型社会であって日常生活からクライマックスを取り除くという傾向があるとベイトソンは考えた。それを平衡（ホメオスタシス）とも呼んでよいじゃろうが、ヒトが体温を三十六度近辺に保つように、ヒトが関わるシステムも社会もそのような平衡へ向かおうとする力が働く。平衡に向かってシステムを安定させるのも、反対にそれから逸れてシステムの限界に近づくのも、どちらも応答の原理（つまりフィードバック）で説明がつく。つまりエスカレーションを引き起こすのも防ぐのもフィードバックの視点に立つと統一的に見えてくるんじゃ」

「こんどはフィードバックでがすか。そんなに次々難しい単語を言われた日にゃー、おら覚えきれんだよ」

「フィードバックの詳細は置いておく。要はベイトソンはフィードバックのことは知らずに、ニューギニアやバリ島で〝変化の言語〟を自前で創り上げた。それが幸運にもサイバネティクスの理論とうまくつながったんじゃ。つまり対称性や相補性がエスカレートして不安定が不安定を呼ぶニューギニアの例は、サイバネティクスが言う正の（ポジティヴ）フィードバックに、不安定要素を取り除き平衡へ向かわせるバリの場合は、負の（ネガティヴ）フィードバックに、それぞれつながった。これは実に大変なことじゃった。ベイトソンが人間研究の中から抽出した概念群が、数学、物理学をもとにした自然科学のことばであるサイバネティクスと噛みあった。ここにまったく新しいサイエンスが登場した」

「ふーん。でも旦那、ベイトソンさんは学習理論だの生物の進化だのと、そのインターアクティヴとかサイバネティクスとも関係ない話もしてるんじゃないだか。何でもかんでもインターアクティヴで押し切ってそれでいいんだか。旦那の言うのは部分的な特徴を大袈裟に拡大して……」

「おい、話をさいごまで聞かぬのは悪い癖だぞ！　おぬしの言うこと……」

「だって、輪郭やフレームの話とかがあるじゃないだか、それがどうサイバネティックなんでがす？　プリミティヴな芸術や美のどこがコミュニケーションと関係あるだか？」

「おぬしには話を聞く気があるのかないのか、わしにはそれがわからん。性格がひねくれておるから言われたこともまっすぐわかろうとせん。言うておくが……」

「旦那はご自分が説明が下手なのを棚に上げて、おらのせいにす……」

「何だと!!　従士の分際で主人に対しその言い方はなんだ！」

「いやいやかっとなってあい済まん。拙者が悪かった。おぬしに封建的に意味を取るなと言いつつも、わしのほうが封建的な言い方になってしまい、いささか恥ずかしい」（さらにドン・キホーテは相手を「性格がひねくれている」と言って、インターアクティヴでなく個的にものを見てしまっているが）
「ええでがすよ、旦那。おらはほんに頭は悪いだで、コレはコレ、アレはアレとわかりやすう言うてもらわんことにゃ、なかなかついてゆけんでがす。これでもおらとしてはそれなりに……あ、そうだ、今感じただがね、おらと旦那の今の会話もエスカレートしたんでがすか、だんだん大声になって……」

「そういうことかの、売り言葉に買い言葉、互いの悪口の応酬が過熱したようじゃ」

「そこでおぬしが今しがた出した疑問じゃが、学習もまず何らかの差異を知覚することを起点とする。輪郭やフレームも差異をもとにしたメッセージであって実体ではない。現実を（良い悪い、男と女、AとBとCなどと）区切る行為も心理的作業であって、内なる声、外からの声に対する応答じゃ。芸術の意味とて同様、無意識の部分を多く含むこの種のメッセージもどのような種類のメッセージなのかがポイントであって、美が実在するわけではない。このように考える。また、晩年ベイトソンは進化やエコロジーの問題に取り組むが、これらとて進化する単位を、ダーウィンのように種に求めるのではなく、生物＋環境という応答関係に求める。つまりそのシステムこそが進化の単位なんじゃ。この生物＋環境はしたがってそのまま生存の単位でもある」◆[2]

「おらにはちょっと難しすぎてようわからんだよ。また今度いつか噛み砕いて教えてくだせえよ。ところで、そんなベイトソンさんの素晴らしい考え方に賛成する学者は世界に他にいないんでがすか？　ベイトソンさん一人の考えだか？」

「良い点じゃのー。意外とそれは知られていない。反ダーウィンの立場から生物の棲み分けを論じた今西錦司◆[3]も非常にベイトソンに近い。彼の展開する自画像的進化論は、読んでみるとベイトソンの生物＋環境のサイバネティックな考え方と多くの共通性をもつ。また、環境へとネットワークする精神のありかについては、山河大地これ心なり、日月星辰これ心なり、とする仏典の世界と響きあうじゃろう。目を転じて西洋では、涙には涙の理性があるとしたパスカル。心と身を分けることを嫌い身体化された知を強調したウィルヘルム・ライヒ。◆4 システムの如く文化を要素群の配置（configuration）として見てとったルース・ベネディクト。◆5 対話的小説において生きた言葉の可能性を追求したミハイル・バフチン。◆6 対話そのものに臨床の叡智があるとして無知の姿勢を論じたハリー・グーリシャン。◆7 他にもあるじゃろうが、精神の生態学が世界の思潮にどのように連携するか大いに探索の価値が残されておる。畢竟、読者諸氏もベイトソンに触れることで諸々の思想と共鳴する経験をもたれることであろう。拙者のひそかな期待もその辺りにある」

「さいごに、そういう精神の生態学って結局はなんのことでがすか？」

「ええ問いかけじゃ。ベイトソンはあるとき美術学校の授業で、ゆでた大きな蟹をもってきて、これが生物の死骸であることを証明せよ、と学生たちに切り込んだそうな。証明となると難しい。なかなか答えは出なかったが、ある学生が、左右のハサミは大きさはちがうがどちらも同じ部分からできている、と述べた。大きさの異なる二本のハサミは、それぞれ部分同士の関係が類似しておる。目を転じてわれわれヒトの手足もやはりそうじゃな。われわれにある同じ関係性を蟹の構造にもし見ることができるのなら、われわれが現時点で生きている事実から、これも生物だったと言えそうだ。こういう〝証明〟は自分込みである――自分が生物なのだから相手もそうだというように。ベイトソンは学生たちにかたちの上で自分たちが生物とつながっていることを発見させ、また自分の生きている自覚が生物界に直結している事実を感性をとおしても見せた。双方向的、かつインターアクティヴな理念から積み上げ、自分をその中に入れてゆく思考方法を今日のところは精神の生態学と呼んでおくことにしよう。だがこれで言い切れたわけではない、まだまだじゃ。ベイトソンは拙者の力量をはるかに超えておる」

「それなら、おらたちがベイトソンさんに少しでも近づくにはどうしたらいいだか?」

「その、少しでも、という言葉は気に入ったぞ。それには柔軟性あるいは〝忘れる〟自在さが関わってこようか。その鍵は論理階型にあると思う。……神様、お与えください。変えられないものを受け入れる落ち着きを、変えられるものを変えていく勇気を、そしてこの二つを見分ける賢さを……変えられるものと変えられないもの、動と不動、矛盾がすっぽり収まる論理がここにある。アルコホリクス・アノニマス(AA)に伝わるよく知られたこの祈りは、深い自己肯定とともに論理階型のちがうものを見分ける力の叫びとでも言えようかの[8]」

「旦那、何とも不思議でがすな。精神の生態学の偉い先生の言う言葉と昏迷のアル中さんだった人の唱えることが、回りまわって同じようだとは……不思議な世界でがすな」

◆ 註

1　〝Taking one's proper station〟……ルース・ベネディクトが『菊と刀』(長谷川松治訳、社会思想社、一九六七)

の中で日本人を形容して使った言葉。「各々其ノ所ヲ得」……「各人が自分にふさわしい位置を占める」という意味。

◆2　このシステムこそ試行錯誤し思考する単位であるからメンタルな性質をもっていることになる。これをベイトソンはマインド（精神）と呼んだ。「進化の単位」と「生存の単位」と「精神の単位」は実は同じものだ、というのが精神の生態学の考え方。

◆3　今西錦司……『生物の世界』（講談社文庫、一九七二［初版一九四〇］）を参照。

◆4　ウィルヘルム・ライヒ（Wilhelm Reich）……オーストリア出身の精神分析学者。彼は、理知は根底では情動に根ざしているとした。

◆5　ルース・ベネディクト（Ruth Benedict）……『文化の型』（米山俊直訳、社会思想社、一九七三）を参照。

◆6　ミハイル・バフチン（Mikhail Bakhtin）……『小説の言葉』（伊東一郎訳、平凡社、一九九六）を参照。

◆7　ハリー・グーリシャン（Goolishian Harry）……Anderson H : *Conversation, Language, and Possibilities*. Basic Books, 1997.（野村直樹、青木義子、吉川悟訳『会話・言語・そして可能性』金剛出版、二〇〇一）を参照。

◆8　これは「平安のいのり」（the Serenity Prayer）と呼ばれ、自助グループでよく唱えられるもの。ここで言う「神様」は特定の宗教の神を指すものではない。出典はイタリアの哲学者ポエティウスの『哲学の慰め』と言われている。

文献

◇1　高橋敬一『昆虫にとってコンビニとは何か?』朝日新聞社、二〇〇六

【第16話】——『精神の生態学』を読む……結びにかえて

ではここで『精神の生態学』という大著をその代表的論文からざっと俯瞰《ふかん》しておこう。

これまで述べてきたように、グレゴリー・ベイトソンは二十世紀後半から今日まで社会科学・人間科学に多大な影響を及ぼしてきた思索家である。この本は一九七二年アメリカで出版されたが、扱う領域は生物学、文化人類学、精神医学、コミュニケーション学、生態学、美学、哲学と実に幅広い。一九三五年以降三十六年間にわたるベイトソンの主要論文が約四十篇。「二十世紀最大の思想家」ベイトソンがいかに既定の知を覆すため格闘したかをうかがい知る絶好の書である。

この本の読者は自らの思考を押し広げるスリルを味わうこと間違いないだろう。だがなんと言ってもこの本がもつ圧倒的な深度と説明能力に目を見張る。その理由を一言で言えば、二十世紀に出現した関係性の科学（サイバネティクス）をもとに、これまでになかった言語を使って説明したからだ。その言語とは「変化の言語」である。つまり動いているものが動いているものを語るときの語り口のことだ。

研究生活初期、一九三〇年代から四〇年代後半にかけ、ベイトソンはフィールドワークの資料から一つの理論的到達点に向かっていた。個人同士の関係、あるいは集団間の関係に緊張の度合いを増す、そういうエスカレーションを問題にしていた。

当時ニューギニアのイアトムル族を調査したベイトソン。個人や集団の特徴は一種のエスカレーション（分裂生成）によって形成されたとにらんだ。コミュニケーションが性格を形づくるとしたら、どのような力学が働いてグループの特徴ができあがってゆくというのか。

相互作用的もしくは応答的に個人や集団の性格が形成されるとき、そこには対称的（symmetrical）なものと相補的（complementary）なものという二つの応答形式があるとベイトソンは考えてみた。対称的な応答関係は競合する二者関係、相補的なものは支配 - 従属のような正反対の役割を想像すればいい。

繰り返すがベイトソン理論の特徴は変化の理論にある。できあがった性格といえども変化の過程にあり、対称的、相補的のどちらの関係様式も変容の可能性に満ちている。目に見える変数の増減ばかりではない、さらに関係そのものの過熱、崩壊も視野に入ってくる。

その後、バリ島で調査を始めて新たな疑問に直面した。バリは関係が過熱しクライマックスに近づくことを回避するコミュニケーションであふれていたからだ。安定、平衡状態を志向する定常型社会との遭遇だった。

ニューギニアの場合、二種のエスカレーションとも、「さらに」が「さらに」を生む分裂生成として押さえたまでは良かった。それを「正」のフィードバックでもって、一方バリの場合を「負」のフィードバック（上昇し過ぎたら下降を促す）でもって統一的に理解できたのは、一九四〇年代ベイトソンがサイバネティクスの研究者らと出会ったあとのことだ。それでも自前で「正」のフィードバックを中心にサイバネティクスを半分ほど創り上げたことになる。

バリに見られたクライマックスを避けるという安定。またイアトムルのように関係が持続的に一方向に強化される分裂生成。両者とも正と負のフィードバックで説明がつく。関係が壊れないためには「負」のフィードバックがシステムを均衡へ向かわせる必要がある。シンプルな空調回路（スイッチ・オン→ファン→温度計→サーモスタット→スイッチ・オフ）を想像してみよう。

ここから円環をベースにした、社会科学にとって画期的な認識論がスタートした。はじめは異文化のもつ「肌触り」を研究しようとエトスという静的な文化概念から出発したベイトソン。やがて分裂生成（スキズモジェネシス）という相互作用のメカニズムに辿りついた。実はこの概念装置こそベイトソンが人類学以外の領域へ足を踏み入れる「通し切符」だった。

ベイトソンには初期の頃から一筋の意識の流れがある。それは言語のもつ抽象性に対してのものだ。言語は理解や創造を助ける一方、多くの混乱の原因にもなる。

たとえば文化を記述する概念などはたんにラベルにすぎない。目前に見る儀礼は宗教ではない――「宗教」は人類学でつけた符号にすぎないから。概念という概念がみなこれだ。この当たり前への気づきが実は大変なことだった――ロジカルタイプ（論理階型）、メタ・コミュニケーション、パラドクス、ダブルバインド（二重拘束論）、第二次学習などと結びつくが、これらはみな同じ水脈から流れ出た説明原理の数々である。

この本でも話題にした「遊び（プレイ）と空想（ファンタジー）の理論」（1954）というのびやかな題の論文がある。あそびのコミュニケーションとはいかなるものか？

それは、何かを「指し示す」よりもっと複雑なコミュニケーションによって成り立つ。攻撃に似つつも攻撃ではない。噛むけれど噛むことがふつう意味すること（攻撃）を意味していない。この抽象的メッセージの交換、いわばメタ・コミュニケーションであそびは成立する。そこには当然パラドクス（逆説）が待ち受ける。

ヒトはふつう二つ以上のメッセージ（例、発話内容と声のトーン）を同時に発するが、それらのメッセージは異なる抽象度をもち、お互いが矛盾することだってある。

「自主性を発揮しなさい」だって⁉ 冗談言うな。自主性を発揮すれば命令に従うので自主的ではないのだ。ここからダブルバインドへはほんの一山超えるだけである。

矛盾するメッセージが親密な相手から恒常的に発せられたら？ 分裂症の謎をコミュニケーションの言語で翻訳し直したダブルバインド理論。治療的ダブルバインドへと道が開かれ家族療法の発展につながった。

魔術師は自分の魔術が効かなくてもそれを魔術のせいにはしない。雨乞いをして雨が降らないのは、呪文のかけ方が悪いか、お供え物が足りないからだ。魔術そのものが間違っているからではない。だいいち魔術的世界を疑ったのでは魔術師として失格だ。

じっさいこれは他人事ではない。われわれの現実世界も——真偽は別として——このように頑強に組み立てられている。魔術であろうと科学であろうと、それらは学習によって支えられる。いったん学習したものを〝忘れて〟、一から学習し直すこと、これはわれわれ哺乳類にとって至難の業なのだ。

「学習とコミュニケーションの階型論」（1964）は、ロジカルタイプ（論理階型）にもとづくベイトソンの有名な学習理論で、学習をコミュニケーションとして捉え、抽象度に沿って縦の階層構造を想定したものだ。

たとえば魔術師が、一つひとつの事象（a、b、c、d、e、f）について、試行錯誤の末ようやくそれらが（a／b c／d e f）という区切りになっていることを習得したら、それは学習Iに当たる。（ここは学習を「区切り方」として考えてみるとわかりやすい。）

やっとのことで手に入れた知識あるいは技術も、次第に変更困難な習慣に変容する。行動は節約され、自動的にしかも短時間で頭や体がその方向に働くようになる。まわりも自分もその習得に意義を見い出し専門性に価値をつける。マスターになるとはこういうことだ、いやこの程度のことだ。

しかしこの区切りだが、実は（a b c／d e f）あるいは（a b／c d／e f）のセットに区切ることも可能ではないか。そんなこととして何になる？　いったん手に入れた学習、習慣を手放すなんて。われわれが身につける文化も技術もこれなんだから、手放したくない。しかし、あえてそうすることを学習Ⅱという。経験世界の書き換え。ではなぜこんな学習がヒトに必要だというのか？

環境が変化するからだ。新たな適応を求められ、自分が進化しなかったら、自分を書き換えられなかったら、肉体的に精神的に生命が危ぶまれるからだ。そのとき生存を確保しやすい方向にヒトはどのようにして自らを書き換えることができるのだろうか。これが学習Ⅱのテーマである。

サイコセラピーが当面の目標に掲げるのもクライエントが学習Ⅰで獲得した習慣を変更する学習Ⅱの達成にある。

補足するが、すでに学習が完了し半自動的になってしまって以降、その後の学習は止まっているわけだから、示された反応はゼロ学習と言わなければならない。

さらにベイトソンはもう一段学習理論のステップを上げていく。ヒトの日常では到達は難しいが、「区切る」（学習する）という行為自体を再考し、新たな知のかたちを創造すること——それはすでに通常言うところの知識とは異なる次元に属するかもしれない。これを学習Ⅲと名付けた。

宗教的覚醒、世界観の大幅な改定など、不可能とは言わないが容易なことではない。せっぱ詰まって変身、まったく新しい芸をいくつも発明したベイトソンのイルカ。生と死の区切り、生存の単位、時空間の再考など。三十年の修行の末、山里一面に広がる桃の花を見て、忽然と道を悟った霊雲の志勤《しごん》禅師の言葉[◆1]。凡人には遠い風の便りにしか思えない学習Ⅲも不可能と言い切ることはない。

目を転じて、芸術やそれにともなう美は、ベイトソン流の認識論からはどう捉えたら良いのだろうか。

「プリミティヴな芸術の優美と様式と情報」（1967）では、バリの絵画を使って、民族芸術がコミュニケーションとしてどのような意味をもつか、学習理論の立場から探っている。作者の側に伝えたいメッセージがあるとしよう、しかし、無意識の部分を多く含むこの種の媒体は言葉への翻訳が容易でない。美の追求はヒトの基本的欲求の一つである。それは同時にわれわれの現実感や認識論の間違いを矯正するメッセージつまり叡智としても働く、とベイトソン。それは、描かれた内容や象徴性に目を向けるのではなく、より抽象度の高い「関係」についてのメッセージと捉えること？

平穏と動揺の同じキャンバスに描かれたバリの絵は、どちらか一方を求めることの間違いを指摘し、平穏の動揺の相互依存という関係性を表している、とベイトソンは言う。ふつうわれわれは原因と結果を直線的につなげて考え、強すぎる目的意識に毒され、言葉で済ませてしまう癖をもつ。これらの行きすぎを矯正するメッセージとして（もちろんそれだけではないが）芸術はある。

この種のメッセージは、自分より大きな智慧、システミックな智慧への働きかけである。夢、神話、芸術などが、事柄や象徴を表していると考えるのではなく、偏向した認識を矯正するために遣わされた伝令だと考えてみよう。

ベイトソンにはまた「自己なるもののサイバネティクス」（1971）と題するたぐい稀な論文があるが、これはアルコール依存者の世界観とそれに立ち向かうアルコホリクス・アノニマス（ＡＡ）[◆2]という自助グループの哲学がテーマだ。だが、それだけではない。

サイバネティクスの視点から依存の問題を捉え直すと、西洋認識論のほころびが見えてくる。「自己」、「精神」、「人間関係」などはサイバネティクスから再定義されるが、この論文は西洋人が英語で禅の本を読むよりよっぽど「禅的」である。

ベイトソンはアルコール依存を「セルフ・コントロール（自己制御）を重要視する世界観の破綻」と見る。セルフ・コントロールとは、意志、プライド、対立を標榜する西欧の二元論の特徴で、自己のありかを個体内に据え、外の環境と自己を区別する。

一方、しらふのアルコール依存者には、自分で自分の飲酒をコントロールできるというプライドがあるが、それは、濡れた舗装路で急ブレーキをかけて車が制御を失うようなものだ。いったん飲み始めると、飲酒は彼を乗せて暴走し、その暴走システムは彼の意志よりも大きい。いや、大きいとそのとき本人にわかる。

このより大きいシステムが、しらふのときの認識論、言い換えれば精神が肉体と対立する認識論の間違いの修正役をする。認識論的には飲酒のほうがましというわけだ。制しようとすれば飲酒は外在化されるが、まさにそのために、しらふと酩酊が逆説的関係で強く結ばれてしまう。

ところがこれに出口と回答を用意するのがアルコホリクス・アノニマス（ＡＡ）である。依存とのはげしい死闘の末、依存者は落ちるところまで落ちる。「底つき」である。しかしこのとき、彼は自分の人生が自分の力ではどうにもならないことを悟る。そういう依存者に向けて、ＡＡは「自分より偉大なパワーに降伏しなさい」、「そのパワーはその人その人で感じ方がちがうが、それを神と呼んでかまわない」と諭す。

ここでの「パワー」は「システム」に相当し、「神」は「システミック・ウィズダム（叡智）」に置き換えられよう。試行錯誤する人は、セルフ・コントロールの呪縛から自由になり、精神性を備えた大きいシステムの一部分となる。

サイバネティクスでは、自己は個体を越えて生態学的ネットワーク上にあると見る。西洋的自我の「俺は、俺は」は影をひそめ、ＡＡが「匿名は最大の自己犠牲であり、それがＡＡの霊的基盤である」と言うように、匿名性がその「部分性」のみごとな具体化である。

張りあいや競合がエスカレートする世界から離れて、「偉大なパワー」との相補的な関係へと認識論の転換を図ること。ＡＡはこれをアルコール依存者に伝えることをその活動の唯一の目的とするが、そもそも自己拡大のエスカレーションからいちばん手を引かなければならないのはいったい誰だろう。

「フォーム（形式）、サブスタンス（実体）、ディファレンス（差異）」（1970）は名前からして美しい響きをもった論文である。ベイトソン六十六歳のときのものだ。前の「自己なるもののサイバネティクス」が自ら創った理論が総出でかかった全員野球なら、この「形式、実体、差異」は認識論を掘り下げて語った聖なる思索といったところか。

事実、これは聴衆の前で語られたものである。声に出して原文を朗読すると、英国なまりのベイトソンの肉声が聞こえてくる（気がする）。

ここは「生物＋環境」というユニット（単位）が主役になり、精神のありかと生存の意味に迫る。環境を壊す生物は自分たち自身（自らの種）を滅ぼす。これは今日ほとんど常識である。温暖化はヒトがつくり、こんどはそれが原因となってヒトを危機に追いやる。

ヒトも含め生物は環境とともに一つの単位を構成し、両者の柔軟性が生存を確保し進化を推し進めてきた。生態学から見ると、生存する主体は「生物＋環境」という単位であって、個体や種ではない。

生物＋環境というシステムは、情報が伝達してできあがるサイバネティック・システムであるから、個体を経由してメッセージが流れるその回路には、メンタルな性質いわば精神性が備わっている。ベイトソンはこのように精神（mind）を捉える。

このシステム全体が思考する母体であって、また同時に生存の単位である。これを無視した認識論は、アルコール依存者に似て「底つき」（決定的な環境崩壊）が起こるまでその認識論を改めない。魔術師同様われわれも、一段上の学習Ⅱが難しいのだ。

しかしシステミックな事実として、「生存や進化を遂げる単位」と「精神という単位」とさらに「サイバネティック・システム」という三つの単位は同じなのだ。これがこの論文の帰結であり、人類への警鐘であり、この智慧に気づくよう祈るベイトソンの老婆心であろう。

コミュニケーションの世界というのは、およそ物質の世界とは異なり、エネルギーよりも情報（差異）がものごとを左右する。出さない申告書（ゼロエネルギー）に税務署は反応するし、殴った相手の反応は使ったエネルギーからは算出されない。

それらは、エネルギーよりも、差異が生む意味によって形づくられるからだ。「差異」から生まれる「意味」こそ、コミュニケーションの中心概念だ。

意味を形づくる情報の伝達経路はヒトの体外にも広がっていて、個人の心の動きはより大きい精神（Mind）の下位システムである。

ヒトがもし自分たちは生物界で最も神に近いと考えたなら、ヒトは他の生物や環境から離れた別物で、精神（mind）は自分の個体内に限定され、まわりは無知（mindless）の世界に映る。それらは邪悪だったり、取るに足らないものだったり、搾取されることを待つ植物のように映る。

そのヒトが高度のテクノロジーを配備したら？　その認識論の誤謬《ごびゅう》から自己破滅のプロセスは一気に加速されるだろう。ヒトはどのようにしてこの認識論を書き換えていけるか。芸術や宗教はその橋渡しになるのか。求められるフレキシビリティ（柔軟性）とは何か。これらのテーマが『精神の生態学』をつらぬいている。

ところで最近注目されるナラティヴや物語という考え方とベイトソンとは、いったいどのような関係をもつのだろうか。

やや脱線するが、その関係を客車と機関車に喩えて考えてみたい。客車は乗客を乗せて走るが、機関車を離れては宙ぶらりんである。一方、機関車は牽引車であるから、他の寝台車、貨物列車など諸々の車両を引っ張って走る。「ナラティヴ」が自分自身で走らない客車に当たり、ベイトソンはそれを牽引する機関車に当たると考えてみる。ナラティヴも理論であるから、ベイトソンは理論を牽引する理論ということになる。なぜそうなるのだろうか。

まず語りとかナラティヴといってもいろいろである。子どもへの絵本の読み聞かせから漫才や落語、昔話を伝える遠野の語り部から、昔の琵琶法師による平家物語の弾き語りに至るまで。その他日常聞かれる爺ちゃん、婆ちゃんの若い頃の話など、ありとあらゆる語りが存在する。

しかし、それらのナラティヴあるいは語りは何かによって「牽引」されている。絵本の読み聞かせなら保育という目的に、漫才や落語なら話芸の伝統に、平家物語の弾き語りは文芸なり仏教の考え方に牽引されている。語り（ナラティヴ）にはいろんなジャンルがあるが、それぞれのジャンルはその背後になんらかの枠組み、理論をもつ。

では、臨床科学においてナラティヴはいったい何によって牽引されるというのだろうか。ここが問題である。

ナラティヴといえば、書かれた物語や語りだけで日常の会話は含まないのだろうか？　いや、一人語りから会話までナラティヴの範疇として考えたほうが良いだろう。なぜなら臨床の現場においては語りは相手の反応とセットになっているからだ。語りと会話の区別はつけ難いため、一人称の語りに限定してしまわないほうがいい。

そこで臨床におけるナラティヴを引っ張れる車（理論）は、書かれたナラティヴも、一人語りも、会話も全部引っ張れる牽引車、つまり理論ということになる。それらをひっくるめて牽引できる機関車は？　それがベイトソンではないのか。

書かれたものに始まり、独り言から二人以上の対話・会話に至るまで——それらは表情などの非言語まで伴って進むから——そういう現象にまでアクセスすることができる理論でないと臨床におけるナラティヴは牽引できない。

たとえばフランスの哲学者リオタール[◇1]は、マルクス主義や科学至上主義など二十世紀に登場し支配的な影響力をもったイデオロギーを〝大きな物語〟と呼んだ。そして彼はもう一方の地方地方の、また個人個人の無数の小さなローカルな物語に目を向けさせ、その意義を説いた。日常の物語への眼差しである。

また、歴史の分野では、史実を物語として捉えたアーサー・ダント[◇2]やヘイドン・ホワイト[◇3]らが歴史学を大きく書き換えた。史実は客観的真実ではなく物語的真実であるという立場である。社会学では世に流布する言説（たとえば、女はこうすべきだという固定的見方など）を近代権力として見たフーコー[◇4]の影響を受けた学者は多い。

このように〝大きな物語〟にせよ、物語としての歴史にせよ、言説という近代権力にせよ、ナラティヴ、物語を扱っていると言えば言える。しかし、臨床科学に応用するにはどれを取っても射程が足らない。

それは臨床のナラティヴにおいては、語りは常にその場の状況、人間関係、その人の人生など、言葉と一体になったコンテクストの中で息づいているからだ。「関係性のサイエンス」と「変化の言語」をもってしてはじめて臨床のナラティヴという客車は牽引できるのではないか。

それはそうと理論が理論を引っ張るとはどういうことだろうか。ナラティヴも理論、精神の生態学も理論である。たとえば、絵本の読み聞かせが国策として全体主義への洗脳を目的としていたら、ややまずいことになる。むしろ保育の理論に牽引されたほうが良い。

理論には理論を牽引する理論があると考えるべきで、それは言わば理論の理論なのでメタ理論である。ナラティヴは理論であり実践だが、たいへん実践色が濃い。ナラティヴ・セラピー、ナラティヴ・プラクティス[3]、ナラティヴ・ベイスト・メディスン（ＮＢＭ）[4]など、臨床を念頭に置いた現場志向が強いので、それらは双方向的なコミュニケーションの世界である。そのとき、生物から環境までを射程に入れたベイトソンの理論が下支えしてくれるのだ。

精神の生態学をつらぬくインターアクティヴ（応答的）という思想は、ヒトという生物種のあり方の原点である。一切の現実は対話的に構成されていると見て良いだろう。

それにしても、ナラティヴという視点が家族療法の分野で他に抜きん出て登場したのはなぜだろう。ナラティヴという言葉は以前も使われてきたが、これが治療との関連で発展したのはやはり家族療法であった。その後、時代のキーワードとして定着した理由にはナラティヴ・セラピーがあったと言えなくもない。

家族療法の分野でナラティヴの理論がみごとな展開を見せた理由は、この分野に対話的でシステミックな認識論が浸透していたからだとぼくは思う。自然科学は別としても、ここまで円環的思考や双方向性が強調されてきた分野は他に例を見ない。

またナラティヴの核心を説明する際、ナラティヴ・セラピーほどわかりやすく他の分野に向けて例示できる領域も少ない。物語論に関心をもつ哲学者がナラティヴ・セラピーの進展に注視している理由もこの辺りにあるのだろう。[◇5]

家族療法の分野には〝変化の言語〟があった。だからその豊かな土壌の上にナラティヴは臨床実践を巻き込んで一気に開花した。それは適した土壌あってのゆえんだろう。その下地をつくったのがベイトソンだと短絡的に言うつもりはないが、この土壌づくりにベイトソンの貢献が大きかったことは否定できないだろう。

この本の主人公、グレゴリー・ベイトソンの活躍の舞台は主にアメリカであった。文化人類学者として知られてはいたが、地位ある職にはほとんど就かず、主に研究資金を頼りに、ここに見てきたようなテーマを探求しつづけた。

英国の生物学者の息子として生まれたグレゴリーだったが、父親ウィリアムからその狭い学問領域を飛び越える視野を受け継いだようだ。特に生物界の対称性やパターンの神秘に熱い思いを寄せる父親の姿から大きな影響を受けたことだろう。その意味で、この壮大な『精神の生態学』は父子二代のサイエンティストの創意と深い思考によって生み出されたと言っていい。

十九世紀の科学は、地上のあらゆる不思議の謎解きに労力を注いだ。そこには科学的思考とともに表面にはでない神秘主義があったが、ベイトソンの思考もまたその伝統を受け継いでいる。神秘的な予感（imagination）と緻密な論理（rigor）の相乗作用が創り出すセオリーの数々。それらは二十一世紀の科学に照準を合わせている。

さいごに忘れてならない点が一つ。それはベイトソンが徹底したフィールドワーカー（人類学者）あるいは観察者（生物学者）であったことである。抽象的に見える理論も実はフィールドワークや観察という研究姿勢から生まれてきた。おそらくここに『精神の生態学』という書物の、他とは大きくちがう特徴があるのだろう。

補記

この章は、『家族療法リソースブック』（金剛出版）〔本書第7話文献◇1参照〕所収（二二二 - 二二五頁）の「精神の生態学」に加筆したものである。

◆**註**

◆1　見桃華の偈《げ》として名高い霊雲志勤禅師（唐代）の詩。

三十年来尋剣客　幾回葉落又抽枝　自従一見桃華後　直至如今更不疑

（三十年来剣を尋ぬるの客　幾回か葉落ちまた枝を抽《ぬき》んず　桃華を一見してより後　直にいまに至ってさらに疑わず）

『正法眼蔵渓声山色』（岩波文庫、一九九〇）に紹介されている。この場合、剣は悟道を象徴。

◆2　アルコホリクス・アノニマス（Alcoholics Anonymous：A.A.）……一九三五年にアメリカ合衆国でビル・ウィルソンとボブ・スミスの出会いから始まり、世界中に広がったアルコール依存症を克服するための自助グループ。あらゆる自助グループ運動のさきがけとなった。

◆3　『ナラティヴ・プラクティス　現代のエスプリ』（小森康永、野村直樹編、二〇〇三・八、至文堂）もしくは『ナラティヴ・プラクティスとエキゾチックな人生』（マイケル・ホワイト、小森康永訳、金剛出版、二〇〇七）を参照。

◆4　『ナラティブ・ベイスト・メディスン』（トリシャ・グリーンハル、ハーウィッツ・ブライアン編、斎藤清二、山本和利、岸本寛史監訳、金剛出版、二〇〇一）を参照。

文献

◇1　J＝F・リオタール（小林康夫訳）『ポストモダンの条件』水声社、一九八六（初版一九七九）

◇2　A・ダント（河本英夫訳）『物語としての歴史』国文社、一九八九

◇3　H・ホワイト（海老根宏、原田大介訳）『物語と歴史』リキエスタの会、二〇〇一

◇4　M・フーコー（渡辺守章、田村俶訳）『性の歴史Ⅰ――知への意志』新潮社、一九八六

◇5　野家啓一「物語り行為による世界制作」『思想』二〇〇三・一〇、五四‐七二頁

謝辞

こんなささやかな本でも多くの人の支えがあってでき上がった。ここにあげた名前はそのほんの一握りにすぎない。最初は学恩ということになろうが，まずグレゴリー（Gregory Bateson）。あなたのおかげでぼくはこの本が書けた。出遭えたことをいま幸運に思う。またあなたの著書から受けた感銘は底知れない。感謝とともにこの小冊子を捧げたい。

父親のごとくぼくを見守り、コミュニケーションの世界に目を開かせてくれたディーン・バーンランド（Dean C. Barnlund）、そしてぼくを人類学者にしてくれたチャック・フレーク（Charles O. Frake）。あなたたちからの愛情と指導がこの本を形作っている。

『精神の生態学』ならびに『精神と自然』の訳者佐藤良明さんには、一部原稿を読んでもらい、あたたかい励ましと助言をいくつもいただいた。ここにあらためてお礼を申しあげたい。

金剛出版のほうでベイトソンの本の企画が通ったのはずいぶん前のことである。担当の山内俊介さんには、なかなか進まない原稿とぼくの言い訳に何年付き合っていただいたことだろう。一貫性に欠ける書き手の脇で一緒に考えてくれた山内さんに深く感謝したい。またこの本の編集に加わった金剛出版の藤井裕二さんも、書かれたテクストを丹念に理解しながら進めてくださった。一言お礼を申しあげておく。

表紙と本文中のいくつかのイラストを柚木ミサトさんとその若いイラスト・チームにお願いした。本のテクストを読んだ上で描いてもらった。昨年の『トラくんのクワガタ』（私家版）につづいて、今回はぼくからの抽象的な注文もあれこれ聞いていただき、どうもありがとう。

さいごに「電車の中でも気軽に読めるベイトソンの本が欲しい」、と怠け者を後押しし、折に触れ原稿を批評してくれた妻ひな子にも感謝したい。

二〇〇八年三月十一日

野村直樹

事項・人名索引

✹さ～そ

✹た～と

✹な～の

✹は～ほ

✹ま〜も

✹や〜よ

✹ら〜わ

✹A〜Z

野村 直樹（のむら・なおき）

名古屋市立大学大学院人間文化研究科教授。スタンフォード大学博士課程卒業，文化人類学，Ph.D.
主な著作：『ナラティヴ・セラピーの世界』（日本評論社，1999 年，共編），『セラピストの物語／物語のセラピスト』（日本評論社，2003 年，共編），マクナミーら編『ナラティヴ・セラピー―社会構成主義の実践』（金剛出版，1997 年，共訳），アンダーソン著『会話･言語･そして可能性―コラボレイティヴとは？　セラピーとは？』（金剛出版，2001 年，共訳），『ナラティヴ・プラクティス［現代のエスプリ 433］』（至文堂，2003 年，共編），『ナラティヴと医療』（金剛出版，2006 年，共編），『絵本トラくんのクワガタ』（私家版，2007 年），『みんなのベイトソン』（金剛出版，2012 年）他。

やさしいベイトソン――コミュニケーション理論《りろん》を学《まな》ぼう！

2008 年 6 月 15 日　発行
2024 年 9 月 10 日　六刷

著　者　野村 直樹（のむら・なおき）
発行者　立石 正信
発行所　株式会社 金剛出版
〒 112-0005 東京都文京区水道 1-5-16
電話 03-3815-6661　振替 00120-6-34848

印　刷　新津印刷
製　本　東京美術紙工協業組合

ISBN 978-4-7724-1028-1

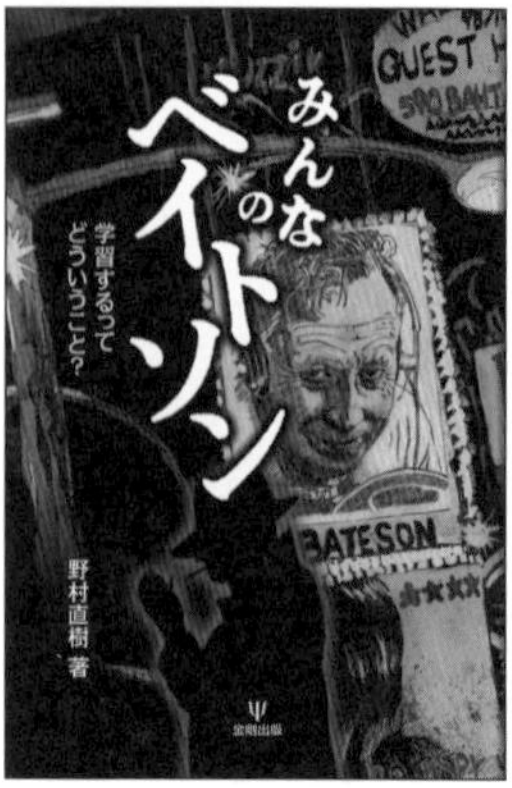
GUEST H
みんなのベイトソン
学習するってどういうこと?
BATESON
野村直樹 著

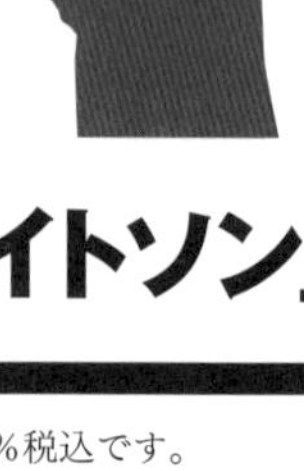